簡単でおいしい、
しかも結果が出る！

柳澤英子の
やせる！
ひとりごはん

柳澤英子

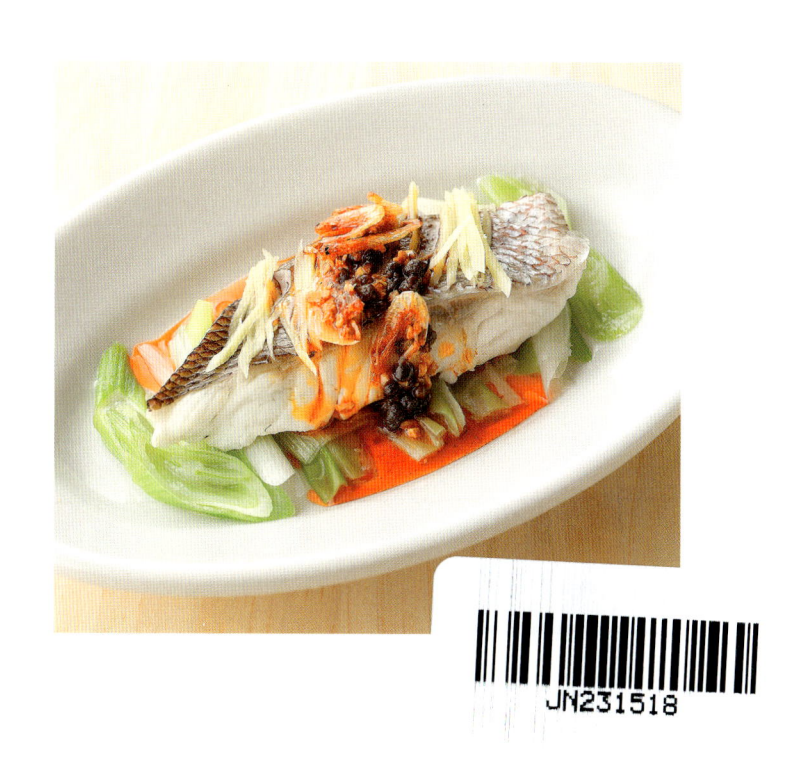

河出書房新社

Contents

柳沢英子のやせる！　ひとりごはん

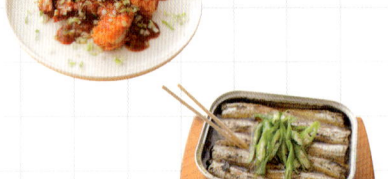

Chapter1
激落ちレシピ

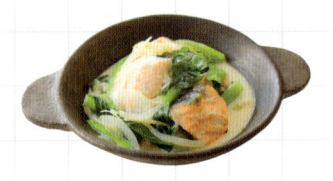

〔主菜〕

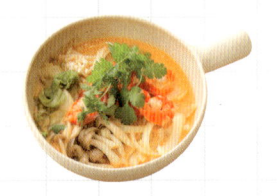

〔副菜〕

コラム　マグカップDE電子レンジスープ

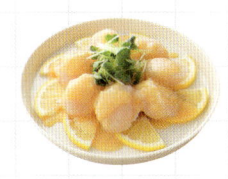

「ダイエット＝苦行」と思っていませんか？
おいしく食べてきちんとやせる方法があるんです。

小さな頃から太っていた私は、
数え切れないほどのダイエットに挑戦してはリバウンドを繰り返してきました。
リバウンドの理由はズバリ「我慢」。
我慢はストレスになり、ストレスは確実にリバウンドにつながります。
そこで考えたのが、おいしく食べてきちんとやせること。
何をどう食べるかが大事だということに気づいたのです。

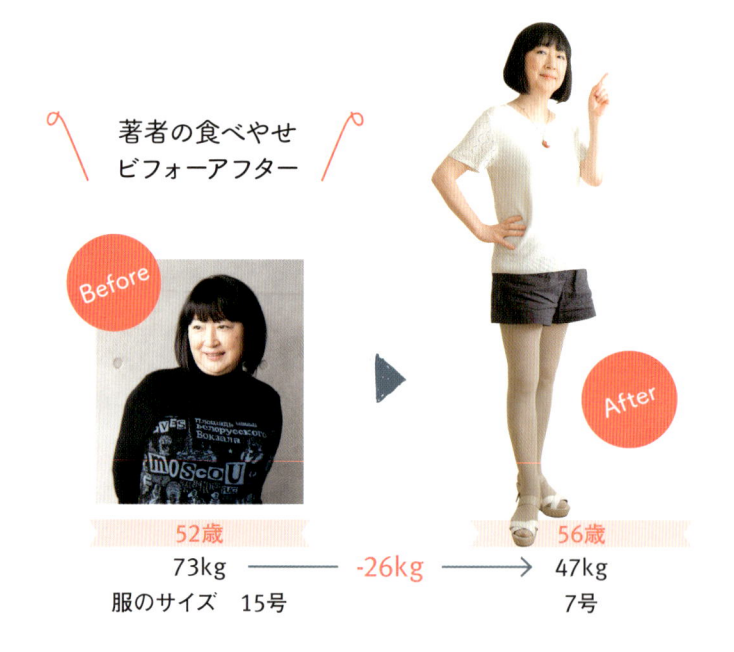

著者の食べやせ
ビフォーアフター

Before 52歳 73kg ——— -26kg ——→ **After** 56歳 47kg

服のサイズ　15号　　　　　　　　　　　7号

見た目だけでなく、健康にも！

減量後、人間ドックで再検査だった項目がすべてクリアに。体温も35度から36.5度に上がり、代謝もアップ。体が軽くなるとともに気持ちが晴れやかになりました。

「やせる」を「簡単」にした3つのルール

なぜ、食を楽しみながら簡単にやせられたのか。
そこには3つのルールがありました。

（1）野菜からよく噛んで食べる。
（2）肉や魚などのたんぱく質もよく噛んで
　　しっかり食べる。
（3）パン、砂糖、イモ類など、糖質の多いも
　　のは極力避ける。

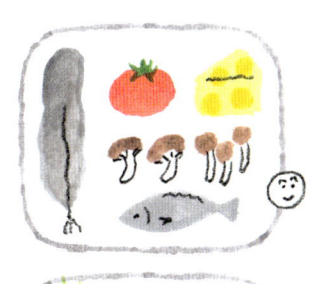

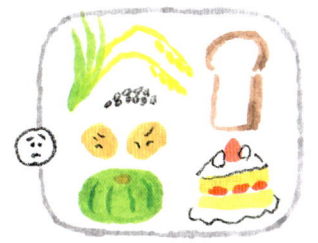

カロリー制限のダイエットほど辛くなく、糖質制
限ダイエットより厳しくない。ほどよい加減に食
べ方をカスタマイズした結果、楽にやせることが
できたのです。

食べてもやせられる理由は？

太る原因は血糖値の急激もしくは頻繁な上昇に
あります。ならば血糖値を上げる糖質をすべて
カットすればいいのですが、これではまた我慢の
繰り返しです。

そこで、ビタミン、ミネラル、食物繊維が豊富で
低糖質なやせるレシピを考案。
毎日の食事をやせるチャンスとしました。

楽しみながら食べてやせるダイエット、
あなたもはじめてみませんか？

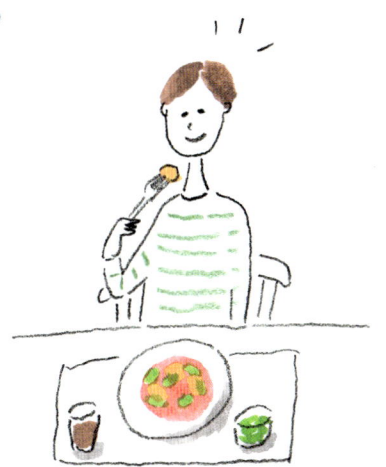

「食べてやせる」秘訣は "コントロール" にありました

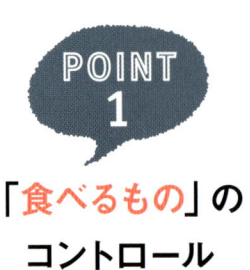

POINT 1

「食べるもの」の コントロール

太る原因のひとつといわれている「血糖値の急上昇」を引き起こすのが、食べ物の中に含まれる糖質という成分。糖質はごはんやパン、麺類といった主食はもちろん、スナック菓子やスイーツなど普段何気なく食べているものに多く含まれています。また、一見ヘルシーそうな野菜や日常的な調味料の中にも、糖質を多く含むものが。もちろんそれらをすべて排除する必要はありませんが、そういった食材を知って、摂取量を上手にセーブすることで効率よく「食べやせ」が叶いやすくなります。

→詳しくはP10からの食材リストをチェック！

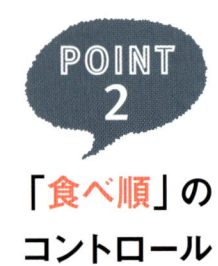

POINT 2

「食べ順」の コントロール

糖質による血糖値の急上昇を防ぐには、食事の際に生野菜や発酵食品といった低糖質なものから食べ始めるのが吉。これらの食品には、消化を助け代謝をスムーズにする「酵素」が含まれるほか、よく噛んで食べることで満腹感が得られるというメリットも。次に肉や魚などのたんぱく質、最後にごはんなどの糖質を、という順番で食べれば、血糖値の上昇がゆるやかになります。このように食べ順をコントロールすることで、食べるものを厳しく制限しなくてもやせることができるのです。

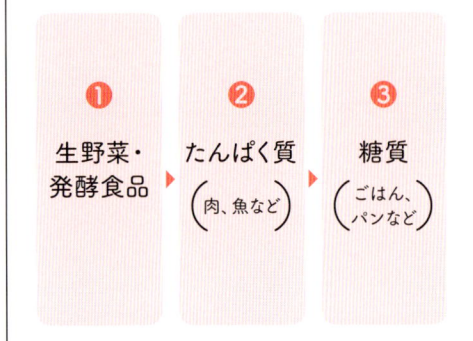

❶ 生野菜・発酵食品 ▶ ❷ たんぱく質（肉、魚など） ▶ ❸ 糖質（ごはん、パンなど）

「食べるもの」「食べ順」「食べるタイミング」「スケジュール」をコントロールすれば、
しっかり食べてもやせられます!

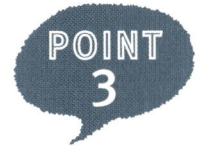

「食べるタイミング」の
コントロール

朝・昼・夕で代謝のコンディションは違います。そのため、どのタイミングで何を食べるかも重要なポイント。朝から昼過ぎにかけては代謝が高まる時間帯なので、最もしっかり食べてOKなタイミング。主食や甘いものなど、高糖質なものは午前中から14時までに摂るとよいでしょう。また、1日の始まりである朝食には、体の内側の調子を整えるためにヨーグルトや生野菜、果物など酵素を多く含むものを摂るのがおすすめです。エネルギー消費が少ない夕食は糖質の摂取を控えめにしましょう。

朝食 → ヨーグルトやスムージーなど、胃腸を整えてくれる食事を心がけて。

昼食 → 最も体を動かす時間帯なので、少しだけ糖質をとるならこのタイミング。

夕食 → 寝ている間はエネルギー消費が少ないので糖質は抜いて。種類に気をつければお酒もOK!

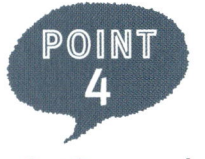

「スケジュール」の
コントロール

通常のダイエットより食事の自由がきくとはいえ、ずっと同じペースでコントロールし続けるのは難しいもの。そこで取り入れたいのが、「ダイエットのスケジューリング」という考え方。ダイエットスタート時はごはんやパンなどの主食を完全に抜き、低糖質な食材を中心に食べてスピーディーに減量する「激落ち期」、主食を解禁し制限をゆるめつつも食べやせメソッドを続行する「ゆる落ち期」～「キープ期」というようにスケジュールを設定することで、やせる食習慣を無理なく続けることができます。

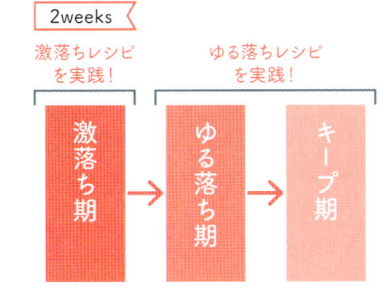

☆1カ月に2kg減を目安に。目標体重になったらキープ!

「ひとりごはん」でやせるヒント

Hint1
作り置きで毎日食べやせ

毎食ごとに自炊をするのは時間も手間もかかって大変！　日持ちするレシピは時間があるときに多めに作り、冷蔵保存しておくという手も。ページ右上のアイコンで作り置きのOK・NGを示しています。

Hint2
選べるレシピ

第1章は「激落ちレシピ」、第2章は「ゆる落ちレシピ」と、体のコンディションやダイエットの目的に合わせて、レシピを探せます。ダイエットのスタートダッシュ時期や食べすぎた次の日には「激落ちレシピ」、ある程度体重が落ちたら「ゆる落ちレシピ」と使い分けてみてください。

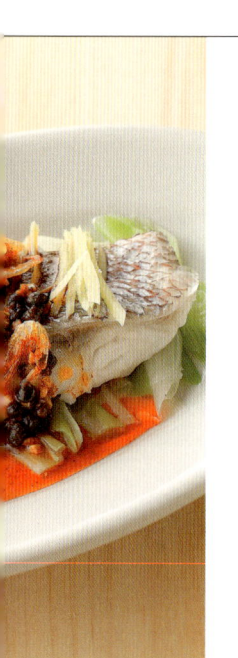

香る蒸し魚

レンジでチンして七味ラー油をかけるだけ。
七味と香味野菜の香りが食欲をそそる！
白身魚はタイ、スズキ、タラなど何を使ってもOKです。

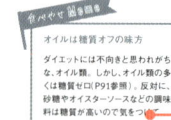

(冷蔵)
2〜3日

激落ちレシピ

主菜

材料（1人分）
白身魚（切り身）……1切れ
七味ラー油……大さじ1
A｜ラー油……120ml
　｜七味唐辛子……小さじ1
　｜桜エビ……5g
　｜大豆粉……大さじ2
　｜山椒の佃煮……大さじ2
　｜ゴマ油……大さじ1
長ネギ（斜め薄切り）……4cm
ショウガ（細切り）……薄切り2枚
塩……少々
酒……大さじ1/2

作り方
1　耐熱皿に長ネギをしき、白身魚をのせる。塩と酒をふり、ショウガをのせる。ふんわりとラップをかけ、電子レンジで3分加熱する。

2　器に盛り、七味ラー油をかける。

七味ラー油の作り方（材料A）
1　桜エビをフライパンでからいりし、粗熱をとる。

2　ボウルに1とその他の材料を入れて混ぜ合わせる。

🌿あまった長ネギで
→P33 青菜炒め
→P39 チョレギサラダ
→P58 大根と豚の角煮 ゆずしょう風味
→P66 ベジクッパ
→P89 ササミのゆずこしょうあえ

食べやせMemo
オイルは糖質オフの味方
ダイエットには不向きと思われがちな、オイル類。しかし、オイル類の多くは糖質ゼロ（P91参照）。反対に、砂糖やオイスターソースなどの調味料は糖質が高いので気をつ…

23

Hint3
シンプル＆時短！なレシピ

毎日作るのが苦にならない、シンプルかつ時短なレシピが本書の特徴。フライパンひとつで作れて、ワンプレートで完成するものも多いので、洗い物などの手間が省けるのもうれしい！

Hint4
やせる豆知識つき

見開きで紹介しているレシピには「食べやせMemo」を掲載。ダイエットの効率を上げるための豆知識を紹介しています。これを読めば「食べやせ」メソッドへの理解をより深めることができます。

Hint5
食材を使いまわし

ひとり分のごはんを作るときの一番の悩みは「食材があまってしまう」こと。本書では同じ食材を使用しているレシピのページ数を掲載しています。使いまわしのコツがつかめれば食材が無駄にならないうえに、買い物もしやすくなるはず。

作り置きや食材の使い回しを工夫すれば「ひとりごはん」はもっと有意義に！
本書の使い方とともに、「ひとりごはん」を楽しみながらやせるためのヒントを紹介します。

Hint6
お酒も飲めてノンストレス

ウイスキーやブランデー、ウオッカといった蒸留酒はほぼ糖質ゼロ。第3章の「やせるおつまみ」と合わせれば、ダイエット中だってお酒を楽しむことができます。量に気をつければ、抗酸化物質ポリフェノールが豊富な赤ワイン（辛口）も飲んでOK！ ただし、飲みすぎて食欲のタガが外れてしまわないように注意が必要です。

Hint7
食習慣を上手に変える

ダイエット中、食べられない食材のことを思うと、モチベーションが下がってしまいがち。しかし、「食べられるものはいっぱいある」と考えて食生活の変化を楽しむことができれば、ストレスなくダイエットを続けられます。食べ物との新たな出合いもあるかもしれません。食習慣を上手にシフトチェンジしましょう。

Hint8
「食べる楽しみ」を大切に

簡単質素な食事で「我慢」するダイエットだと満腹感が得られず、ストレスが爆発してドカ食いをしてしまうことも。「食べやせ」メソッドでは、品数を増やしてよく噛むようにするなど、きちんと食事の時間を楽しむことを推奨しています。買ってきた惣菜を皿に盛ったりするだけでも、食事の満足感はアップしますよ。

Hint9
まずは軽い気持ちで

「3カ月で10kg落とす！」など目標設定のハードルを上げすぎると、プレッシャーを感じたり、停滞期に挫折しやすくなりがち。「まずは2kgやせたらいいな」「1週間だけ試してみようかな」と、気楽にスタートするほうが意外と長続きします。一番の大敵は「我慢」と「ストレス」ということを知っておいてください。

本書のきまり

・計量単位は1カップ200ml、大さじ1は15ml、小さじ1は5mlです。
　いずれもすりきりで計量してください。
・電子レンジは600Wのものを使用しています。

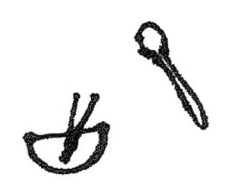

糖質量から見る
食材一覧表

「食べやせ」の強い味方になってくれる糖質低めの食材と、
糖質高めで避けたい食材をリスト形式で紹介します。
ただし、避けたい食材も「たまにちょこっと」なら食べてもOK。
あまり我慢しすぎないのが「食べやせ」の秘訣です。

	積極的に摂りたい食材	避けたい／量に気をつけたい食材
穀類	大麦(もち麦、丸麦など) キヌア	精白米(ごはん、かゆ、餅) 小麦(パン類、麺類、小麦粉、 　餃子などの皮) そば コーンフレーク ビーフン
肉類	牛肉 豚肉 鶏肉 羊肉 その他の肉 加工品(ハム、ベーコン、ソーセージ、 　コンビーフなど)	甘い味のついた缶詰
魚介類	魚類　　　たこ 貝類　　　いか えび　　　水煮缶詰 かに　　　油漬け缶詰	練り製品(かまぼこ、ちくわなど) 佃煮類 甘い味のついた缶詰
卵	鶏卵 うずら卵	
乳製品	チーズ　　　ヨーグルト(無糖) バター 生クリーム	牛乳 ヨーグルト(加糖)
豆類	蒸し大豆 無調整豆乳 大豆製品(豆腐、油揚げ、湯葉、納豆、 　おからなど)	調製豆乳 あずきの甘煮 インゲン豆(金時豆、うずら豆など)

野菜類	キャベツ レタス サラダ菜 白菜 小松菜 ホウレンソウ 春菊 チンゲンサイ カブ グリーンアスパラガス ブロッコリー カリフラワー タマネギ にら ネギ ズッキーニ ゴーヤー セロリ キュウリ オクラ	トマト ミニトマト ナス ピーマン ししとう とうがん サヤインゲン 枝豆 スナップえんどう 大根 ゴボウ タケノコ モヤシ カイワレ大根 しそ 三つ葉 みょうが しょうが パセリ トマトジュース	かぼちゃ とうもろこし そら豆 甘い味つけの漬物（甘酢漬けなど） ニンジンジュース
いも類・ でんぷ	こんにゃく しらたき		じゃがいも さつまいも 里いも 山いも くず粉 くずきり 片栗粉 コーンスターチ 緑豆はるさめ でんぷんはるさめ
キノコ類	エノキダケ エリンギ シイタケ シメジ	まいたけ なめこ マッシュルーム きくらげ	佃煮類
藻類	のり わかめ ひじき	昆布 寒天 ところてん	佃煮類（佃煮のりなど）

	積極的に摂りたい食材		避けたい／量に気をつけたい食材	
種実類	ゴマ くるみ かぼちゃの種 まつの実		ピスタチオ ピーナッツ カシューナッツ マカダミアナッツ	ひまわりの種 ぎんなん くり ピーナッツバター
果物類	アボカド		旬の果物※朝ならOK バナナ※朝ならOK ドライフルーツ 　（レーズン、プルーンなど） 缶詰類（シロップ煮、シロップ漬け） ジャム ジュース類	
菓子類			砂糖の入った菓子類 　（洋菓子、和菓子、ゼリー、アイス類など） スナック菓子（ポテトチップスなど） 米菓子（おかき、あられなど） 清涼飲料水 　（100%果汁、スポーツドリンクなど）	
嗜好飲料類	焼酎 ウイスキー ブランデー ウオッカ ジン	ラム 糖質ゼロの発泡酒 お茶類（緑茶、麦茶など） コーヒー（砂糖なし） 紅茶（砂糖なし）	清酒　　紹興酒 ビール　梅酒 発泡酒　白酒 ワイン※ ※赤ワインはポリフェノールが豊富なので、比較的糖質が低い辛口のものを適量飲むのはOK。	
調味料	しょうゆ みそ（白みそは除く） 塩 酢 マヨネーズ（砂糖不使用） みりん※ 香辛料 ※砂糖の代わりの少量使いなら大丈夫。脂質代謝を補う働きも。		ウスターソース とんかつソース 甘みそ（白みそ） コンソメ 顆粒風味調味料 酒粕 オイスターソース ケチャップ チリソース	カレールウ ハヤシルウ シチュールウ 焼肉のタレ ポン酢しょうゆ めんつゆ だししょうゆ 砂糖 はちみつ
油脂類	オリーブオイル ゴマ油 バター			

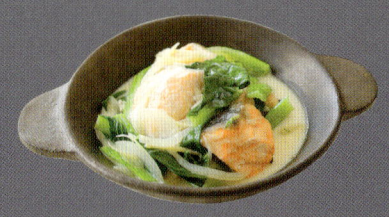
鮭の豆乳煮
▶P24

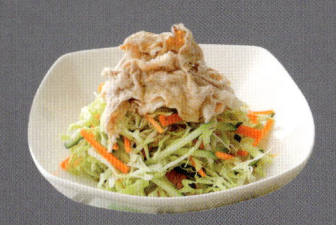
豚しゃぶサラダ
▶P40

Chapter 1
激落ちレシピ

今まで食べすぎた分をリセットする
強めの低糖質レシピ。
主食は完全オフですが、
肉も魚も食べられるので満足感も◎。
ストレスフリーで体重がするする落ちていきます!

食べごたえ抜群!
なのに、体重は激落ち

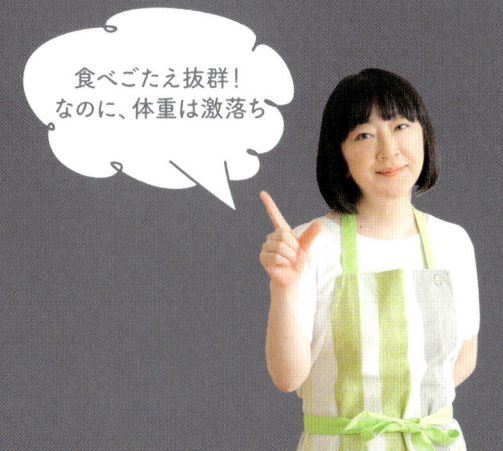

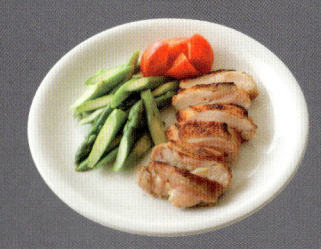
チキンソテー
▶P14

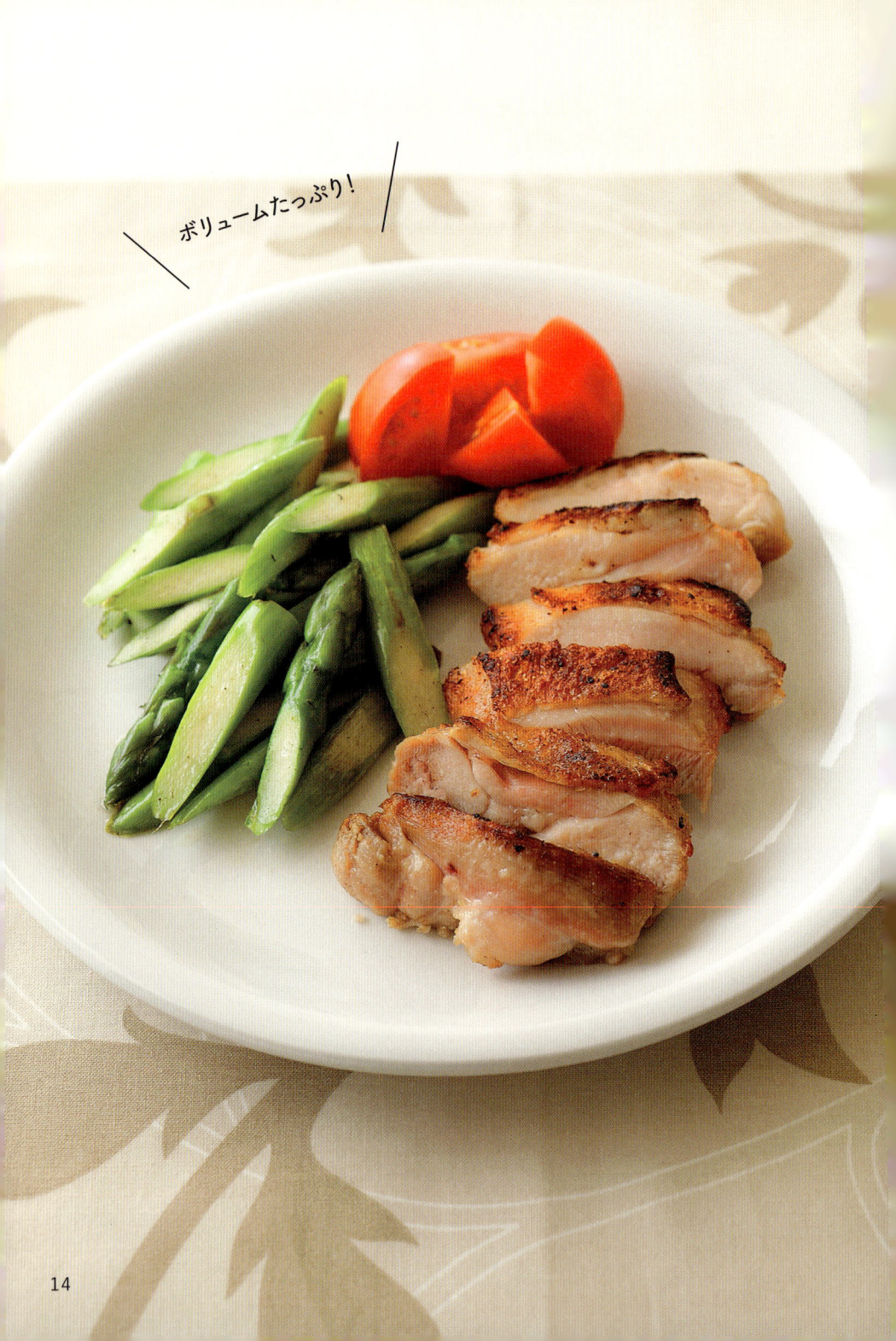

ボリュームたっぷり！

チキンソテー

パリッと焼き上げた皮とジューシーな身が楽しめるチキンソテー。
チキンと一緒につけ合わせの野菜も調理すれば
肉のエキスがしみ込むうえに、後片づけもラクラク!

材料（1人分）

鶏モモ肉……100g
塩……小さじ1/4
こしょう、おろしニンニク……各少々
サラダ油……小さじ1
アスパラガス（斜め薄切り）……3、4本
ミニトマト（4等分に切る）……2個

※アスパラガス以外にサヤインゲン（8本）やシメジ
（1/2パック）などでもOK。鶏肉から塩味が出るので、
特に味つけをしなくても大丈夫。

作り方

1 鶏モモ肉は皮を包丁の先で10カ所ほど
つついておく。塩、こしょう、おろしニンニ
ク、サラダ油をまぶして軽くもむ。

2 フライパンに鶏肉の皮を下にして入れ、弱
めの中火にかける。皮に焦げめがついた
ら裏返し、アスパラガスを加えてふたをす
る。弱火にして3分焼く。

3 ふたをはずし、中火にして1分ほど焼く。
鶏肉を取り出し、粗熱がとれたら食べやす
い大きさに切る。アスパラガス、トマトと
ともに器に盛る。

食べやせMemo

最初はつけ合わせから

お腹が減っているとメインの肉から
食べたくなりますが、トマト（生野菜）
→アスパラガス（焼き野菜）→肉の
順に食べるようにしましょう。血糖
値の上昇がゆるやかになります。

白菜と豚肉の蒸し焼き

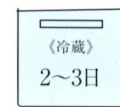

白菜と豚肉の組み合わせは相性抜群。
豚肉のまろやかな旨みをショウガでピリッと引き締めてアクセントに。
食べごたえありです！

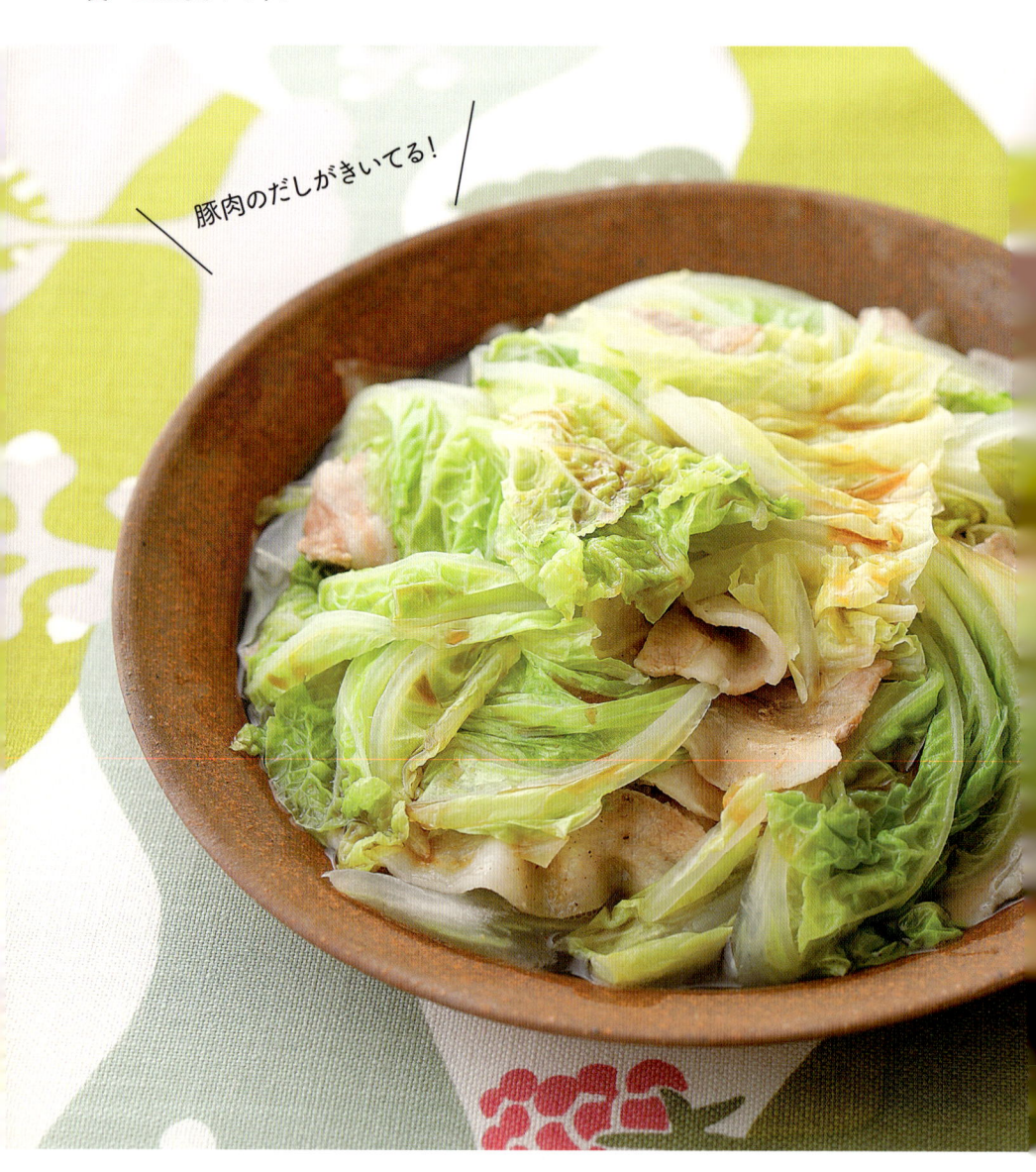

豚肉のだしがきいてる！

材料（1人分）

豚バラ薄切り肉……50g
白菜（ざく切り）……1、2枚
ショウガ（せん切り）……1かけ
塩、こしょう……各少々
酒または水……大さじ2
ゴマ油……小さじ1
ポン酢しょうゆ……適量

※白菜の代わりにざく切りにしたキャベツ（3枚）を
使っても。

作り方

1 豚バラ薄切り肉は4cm幅に切る。

2 フライパンに白菜の芯の部分を入れて平
らにし、**1**を並べ入れる。塩、こしょうをふ
り、ショウガを散らし、白菜の葉の部分を
かぶせる。

3 酒または水、ゴマ油を回しかけ、ふたをし
て弱めの中火にかける。 6〜8分ほど蒸
し焼きにし、器に盛り、ポン酢しょうゆをか
ける。

あまった白菜で
➡P76 白菜と塩昆布の即席漬け

食べやせMemo

白菜は食べやせにきく

利尿を促す作用があるという白菜
で体に溜まった老廃物をすっきり
落としましょう。食物繊維も豊富な
ので、腸の働きを整え、お通じのサ
ポートをしてくれます。

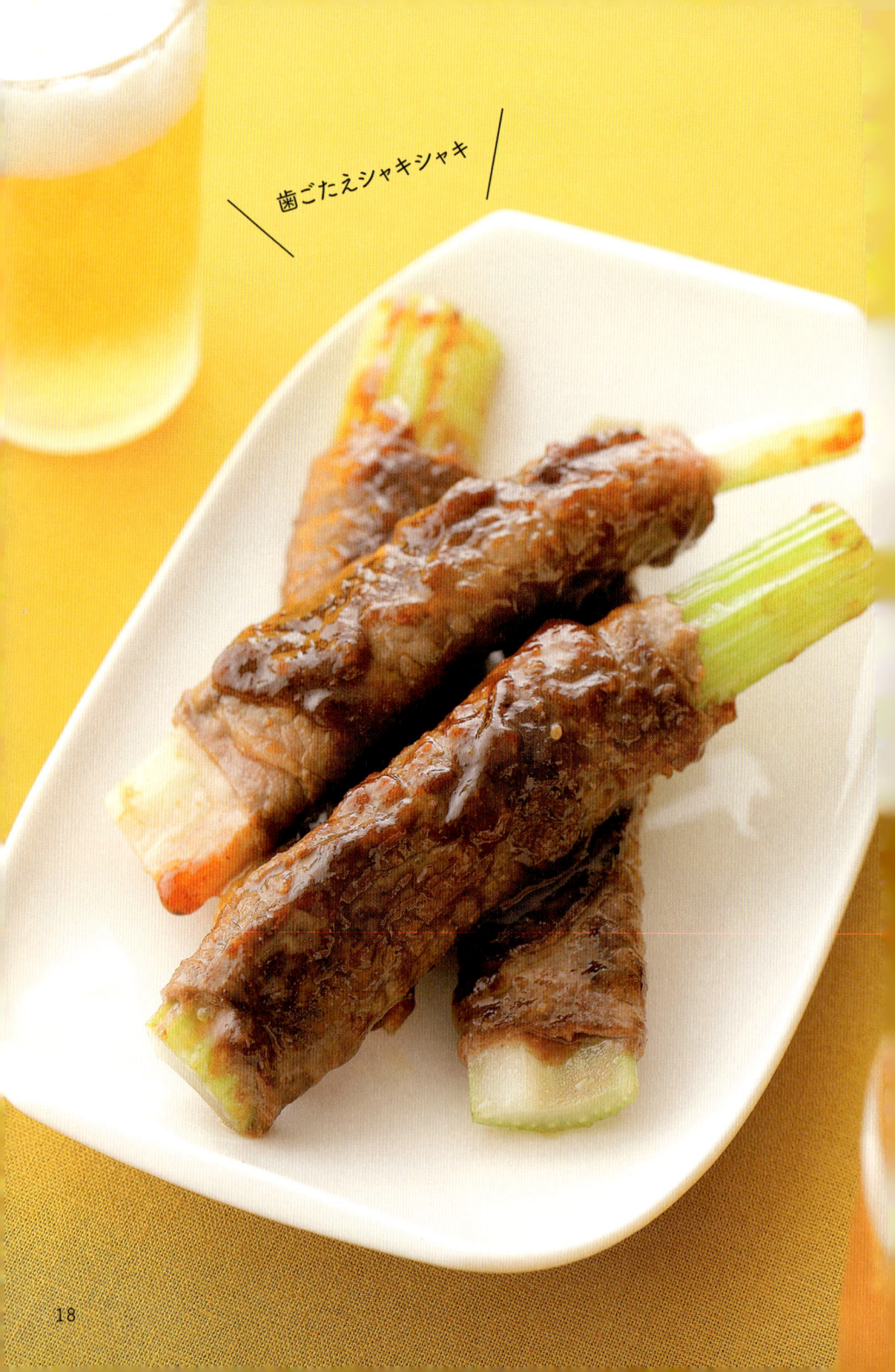

歯ごたえシャキシャキ

セロリの牛肉巻き

《冷蔵》
2〜3日

セロリに牛肉を巻きつけた豪快な見た目と
その食べごたえに反して、糖質は抑えめ。
牛肉に塗ったからしの刺激がアクセントです。

材料（1人分）

セロリ……1本
牛ロース薄切り肉……4枚
練りからし……大さじ1と1/3
サラダ油……小さじ1
A｜しょうゆ、みりん……各小さじ1

作り方

1 セロリは縦に4等分に切る。

2 牛ロース薄切り肉に、1枚につき練りからしを小さじ1ずつ塗り、セロリに巻く。

3 フライパンにサラダ油を熱し、**2**を並べ入れて中火で転がしながら焼く。肉の色が変わったらAを回しかけ、全体にからめて器に盛る。

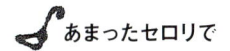 **あまったセロリで**

➡P38 セロリとタマネギのさっぱりサラダ
➡P78 赤いバーニャカウダ

食べやせMemo

噛むことで満腹感を

よく噛んでゆっくりと食事を楽しむことで、満腹感が得られます。シャキシャキと歯ごたえのあるセロリは「ゆっくり食べ」にぴったりです。

白身魚のキムチ煮

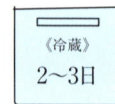

味つけはキムチとしょうゆとゴマ油のみのシンプルなレシピ。
白身魚を豚肉にかえてもおいしく作れます。

キムチの香りに
お腹がぐう〜

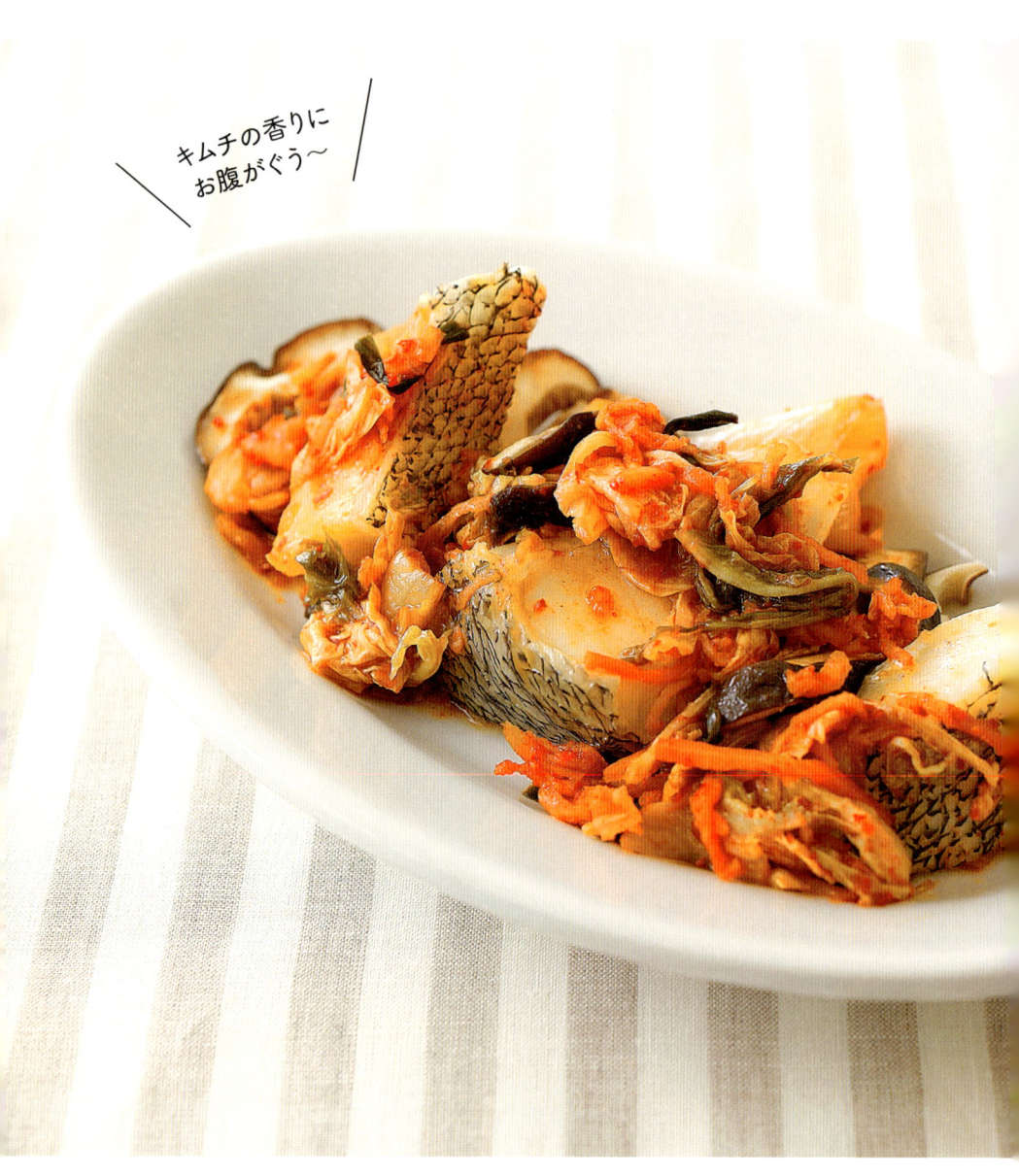

材料（1人分）

白身魚（メロ、スズキなど）……1切れ
シイタケ（薄切り）……2枚
白菜キムチ……50g
しょうゆ、ゴマ油……各小さじ1
水……大さじ2

※メロは以前、銀ムツという名で流通していた白身魚。脂がのっていてとてもやわらか。

作り方

1 白身魚はさっと洗って水気をふき、3等分に切る。

2 耐熱皿に**1**を入れ、シイタケ、白菜キムチをのせ、しょうゆ、ゴマ油、水をかける。ふんわりとラップをかけ、電子レンジで4分加熱する。

あまったキムチで

➡P55 ゆで豚キムチ
➡P79 キムチ納豆
➡P80 アサリキムチ

食べやせMemo

発酵食品で酵素を摂取

酵素には消化を助けたり、代謝をスムーズにする働きがあります。キムチ・納豆といった発酵食品や生野菜などに多く含まれます。

チンするだけなのに
料理上級者風！

香る蒸し魚

レンジでチンして七味ラー油をかけるだけ。
七味と香味野菜の香りが食欲をそそる!
白身魚はタイ、スズキ、タラなど何を使ってもOKです。

材料（1人分）

白身魚（切り身）……1切れ
七味ラー油……大さじ1
A｜ラー油……120ml
　｜七味唐辛子……小さじ1
　｜桜エビ……5g
　｜大豆粉……大さじ2
　｜山椒の佃煮……大さじ2
　｜ゴマ油……大さじ1
長ネギ（斜め薄切り）……4cm
ショウガ（細切り）……薄切り2枚
塩……少々
酒……大さじ1/2

作り方

1 耐熱皿に長ネギをしき、白身魚をのせる。塩と酒をふり、ショウガをのせる。ふんわりとラップをかけ、電子レンジで3分加熱する。

2 器に盛り、七味ラー油をかける。

七味ラー油の作り方（材料A）

1 桜エビはフライパンでからいりし、粗熱をとる。

2 ボウルに**1**とその他の材料を入れて混ぜ合わせる。

あまった長ネギで

➡P33 青菜炒め
➡P39 チョレギサラダ
➡P58 大根と豚の角煮 ゆずこしょう風味
➡P66 ベジクッパ
➡P89 ササミのゆずこしょうあえ

食べやせMemo

オイルは糖質オフの味方

ダイエットには不向きと思われがちな、オイル類。しかし、オイル類の多くは糖質ゼロ（P91参照）。反対に、砂糖やオイスターソースなどの調味料は糖質が高いので気をつけて。

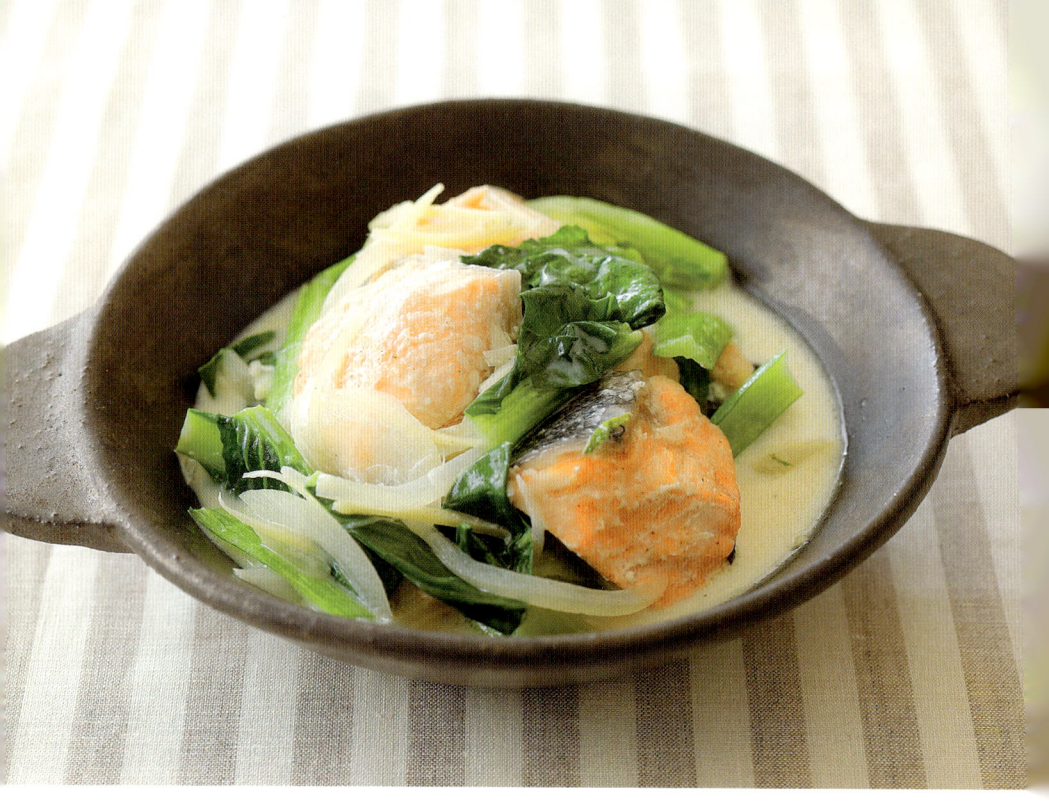

鮭の豆乳煮

牛乳の代わりに豆乳を使ってシチュー風に仕上げました。
体がほっこりあたたまる、やさしい味わいの一品。

材料（1人分）

生鮭……1切れ
小松菜（3cm長さに切る）……1/3束
タマネギ（薄切り）……1/4個
ショウガ（せん切り）……1かけ
無調整豆乳……1/4カップ
顆粒コンソメ……小さじ1/2
塩、こしょう……各少々
バター……10g

作り方

1 生鮭はさっと洗って水気をふき、ひと口大
のそぎ切りにする。

2 耐熱ボウルに**1**を入れ、ショウガ、塩、こ
しょうを加えて混ぜ合わせる。タマネギ、
小松菜をのせ、顆粒コンソメをふり、豆乳
を回しかける。バターをのせ、ふんわりと
ラップをかけ、電子レンジで5分30秒加
熱する。

3 大きく混ぜ合わせて、器に盛る。

大根ベーコン

《冷蔵》
3〜4日

厚めに切った大根のシャキシャキ食感がおいしい!
ベーコンは軽く焦げめがつくまで炒めて、香ばしい香りを引き立てて。

材料（1人分）

大根……5cm
ベーコン……1枚
サラダ油……小さじ1
食べるラー油……大さじ山盛り1

作り方

1 大根は8mmの厚さのイチョウ切りにする。ベーコンは3cm幅に切る。

2 フライパンにサラダ油を熱し、大根を入れて中火で炒める。焦げめがついてきたらベーコンを加えてさっと炒め、食べるラー油を加える。全体をざっと炒めて器に盛る。

あまった大根で

➡P58 大根と豚の角煮 ゆずこしょう風味
➡P81 大根のわさびマヨ

25

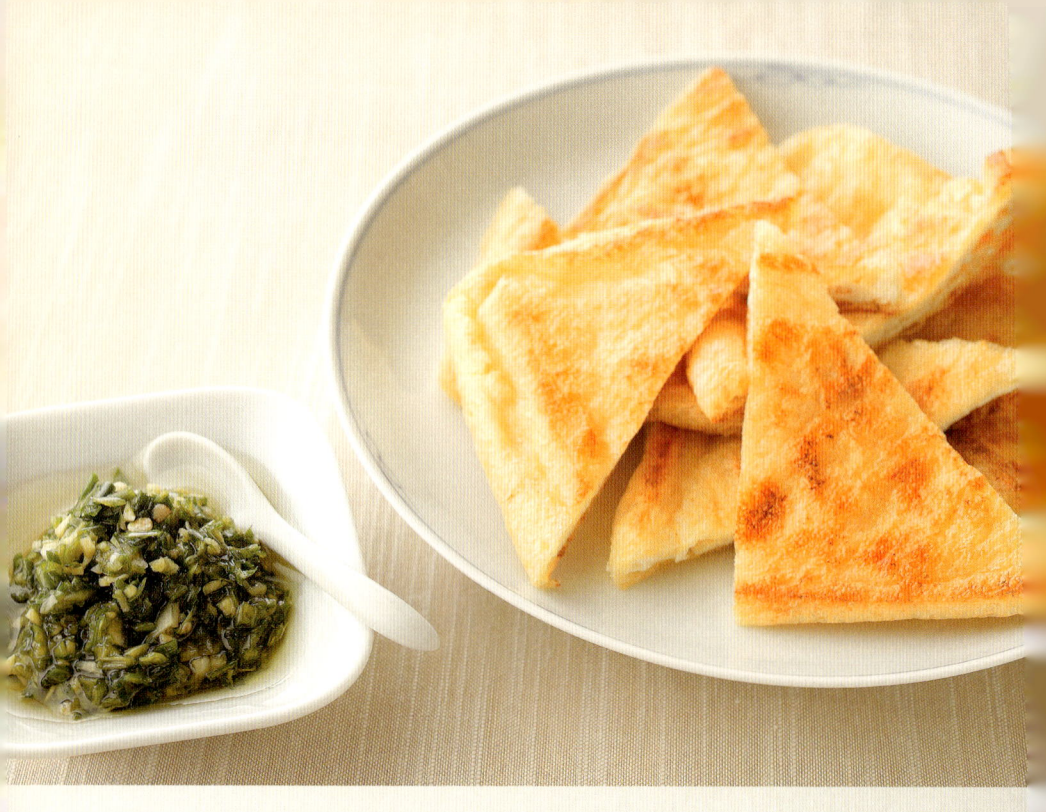

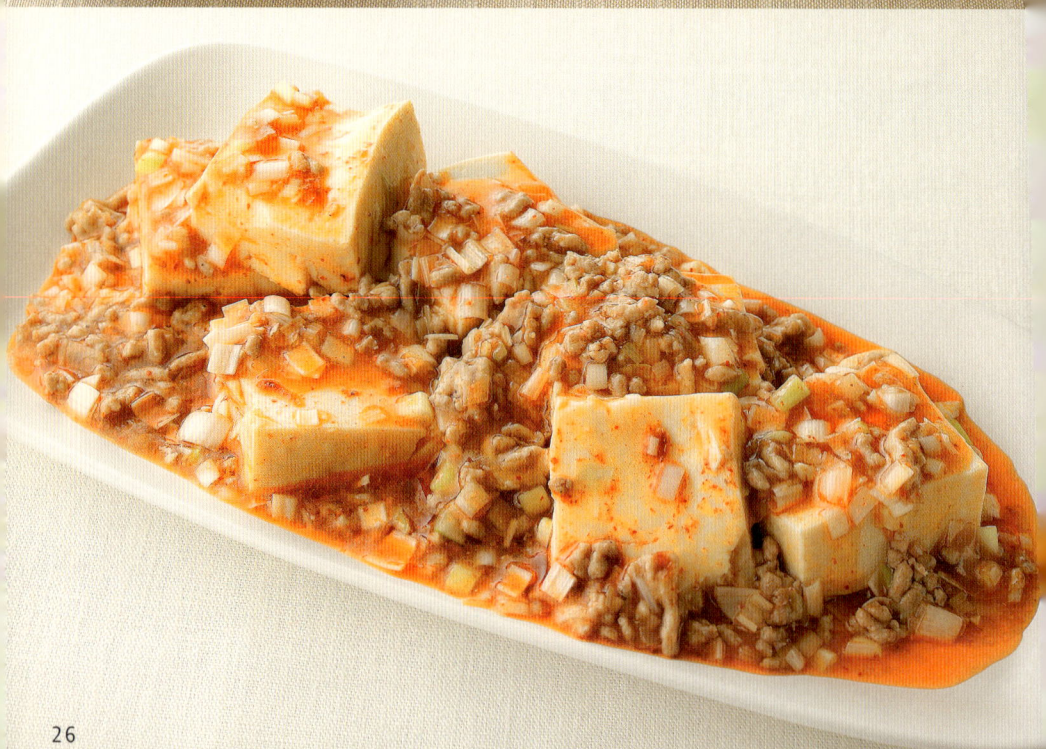

カリカリ油揚げ

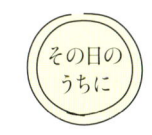
その日の
うちに

弱めの中火でカリッと焼き上げた油揚げに、香味野菜香るラー油を添えて。
すぐ作れてちゃんとおいしい、忙しい日のお助けレシピ。

材料（1人分）

青ラー油……大さじ1/2
A｜青唐辛子……小10本（30〜35g）
　｜万能ネギ……1/2束
　｜ショウガ……2かけ
　｜ニンニク……1かけ
　｜だししょうゆ……大さじ2
　｜サラダ油……大さじ3
　｜ゴマ油……大さじ2
油揚げ……1枚

作り方

1 フッ素樹脂加工のフライパンに油揚げを並べ入れ、弱めの中火でカリカリになるまで焼く。

2 食べやすい大きさに切って器に盛り、青ラー油を添える。

青ラー油の作り方（材料A）

1 青唐辛子、万能ネギ、ショウガ、ニンニクはみじん切りにする。

2 1をボウルに入れ、他の材料をすべて加えて混ぜ合わせる。

マーボー豆腐風

《冷蔵》
2〜3日

豆板醤の代わりに食べるラー油を使ってお手軽に。
片栗粉を使わずスープ状に仕上げた、ダイエット中でも食べられる中華料理です。

材料（1人分）

食べるラー油……大さじ1〜2
豚ひき肉……50g
豆腐（木綿・8等分に切る）……1/2丁
長ネギ（粗みじん切り）……4cm
鶏ガラスープの素……小さじ1/4
水……1/4カップ
しょうゆ……適量

作り方

1 食べるラー油の油を小さじ1ほどフライパンに入れて中火にかける。

2 豚ひき肉を入れて炒め、肉の色が変わったら鶏ガラスープの素と水を加える。煮立ってきたら豆腐と長ネギと残りの食べるラー油を加え、しょうゆで味をととのえる。

あまった長ネギで
➡P22 香る蒸し魚
➡P39 チョレギサラダ

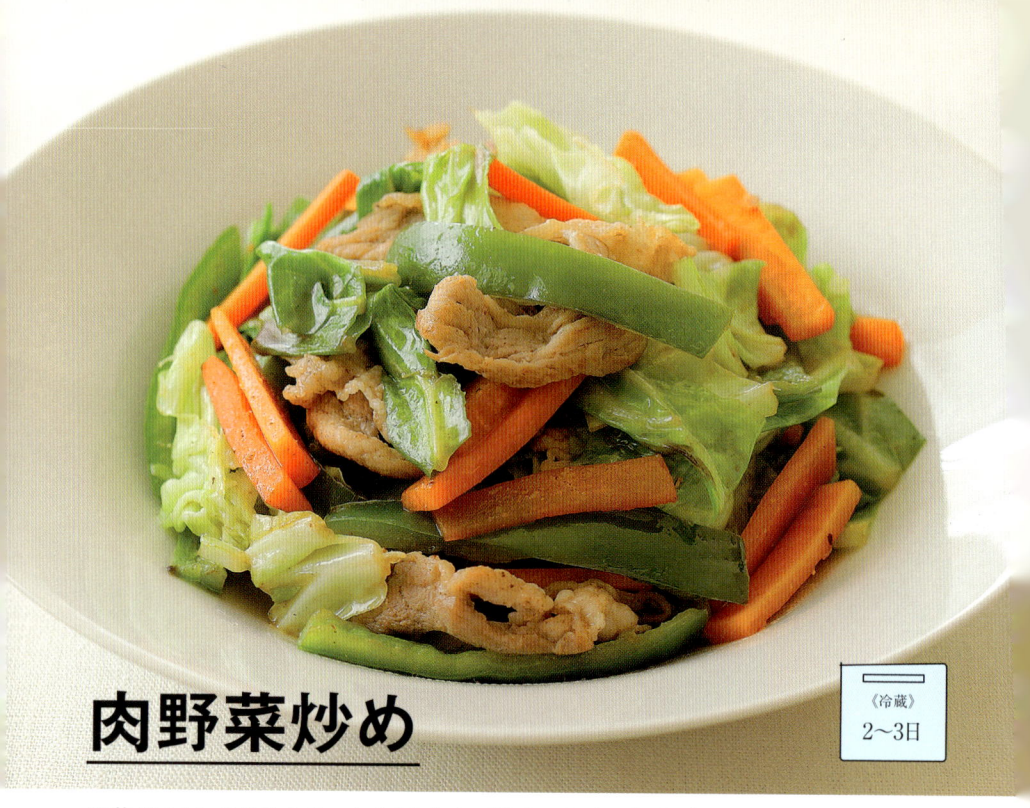

肉野菜炒め

《冷蔵》
2〜3日

野菜がメインの炒めもの。水を少し加えて強火で炒めると、野菜がシャキッと仕上がります。
野菜の種類に合わせて、切り方を変えるのもポイント。

材料 (1人分)

豚切り落とし肉……50g
A｜塩、こしょう……各少々
　｜酒または水……小さじ1
キャベツ (ざく切り)……2枚
ピーマン (縦1cm幅に切る)……1個
ニンジン (拍子木切り)……1/3本
サラダ油……大さじ1/2
水……大さじ1
塩、こしょう……各少々
しょうゆ……小さじ1

作り方

1 豚切り落とし肉はAをもみ込んで下味を
つけておく。野菜は、キャベツ、ピーマン、
ニンジンの順にザルに入れておく。

2 フライパンにサラダ油を入れて中火にか
け、豚肉を入れてさっと炒め、ニンジンが
先に入るよう、ザルに入れた野菜を加え
る。10秒ほどそのままにしておいてから、
炒め合わせる。

3 水を加えてさらに炒め合わせ、キャベツが
しんなりしたら塩、こしょうをふり、しょうゆ
を加える。さっと炒め合わせて器に盛る。

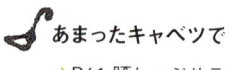 あまったキャベツで

➡P41 豚しゃぶサラダ

ゆでモヤシのラー油あえ

《冷蔵》
2〜3日

ゆでたモヤシをラー油であえるだけの超時短レシピ。
ゆで時間は短めにして、モヤシの食感を楽しんで。

材料（1人分）

食べるラー油……大さじ1
モヤシ……1/2袋
しょうゆ……少々

あまった食べるラー油で
- ➡P25 大根ベーコン
- ➡P56 辛丸ミート
- ➡P60 豚肉とアスパラのラー油炒め

作り方

1 モヤシはたっぷりの湯でさっとゆで、ザルにあげて水気をきる。

2 1をボウルに入れ、食べるラー油を加えて全体を混ぜ合わせる。器に盛り、しょうゆをさっとかける。

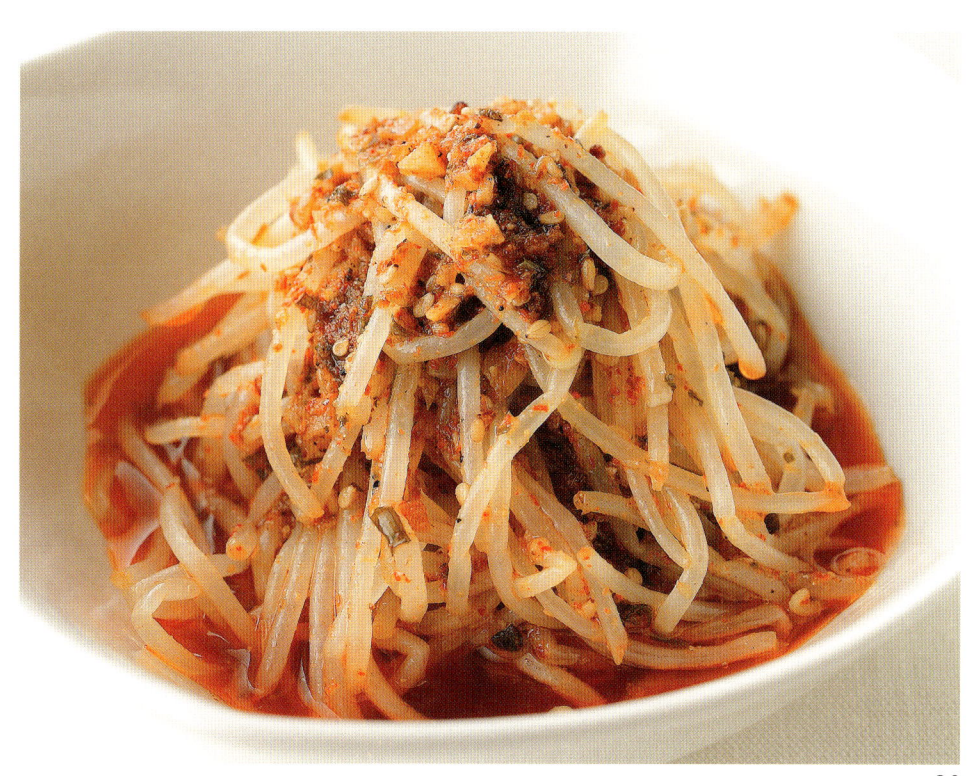

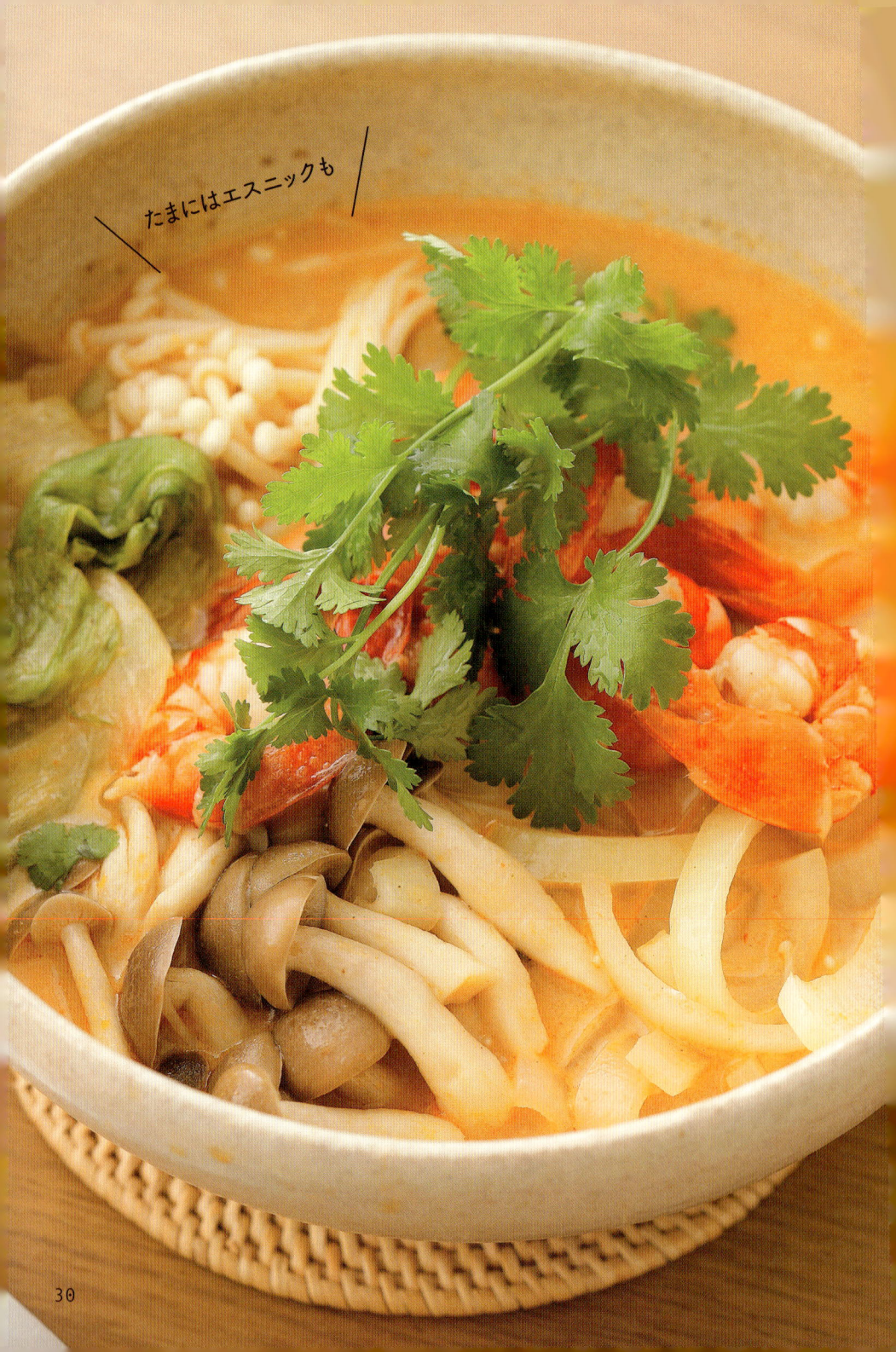

たまにはエスニックも

トムヤムクン風鍋

《冷蔵》
2〜3日

食べた途端に汗がドッとふきだすほど、パンチのきいた辛さがクセになる！
市販のトムヤムクンスープセットを使えば、スパイスをあまらせずに作れます。

材料（1人分）

エビ……4尾
レタス……1/4個
エノキダケ……1/2袋
シメジ……1/2袋
タマネギ……1/4個
A｜トムヤムペースト……30〜35g
　｜チリペースト……15g
B｜赤唐辛子……2本
　｜こぶみかんの葉、レモングラス、ガランガー
などのハーブ類……各少々
サラダ油……大さじ1/2
水……3カップ
中華風顆粒だし……小さじ1/2
ココナッツミルク……1/4カップ
ナンプラー……大さじ1と1/2
香菜……適量

作り方

1 エビは背ワタを取り、殻をむく。レタスは食べやすい大きさに手でちぎる。エノキダケ、シメジは根元を切り落としてほぐす。タマネギは薄切りにする。

2 鍋にサラダ油とAを入れて弱火にかけ、混ぜながら火を通す。香りがたってきたら水を加え、中華風顆粒だし、Bを加える。中火にして煮立ったらアクを取り除き、ココナッツミルク、ナンプラーを加える。

3 1を加えて煮る（レタスは最後に入れる）。食べる前にBを取り除き、香菜を添える。

あまったレタスで
➡ P39 チョレギサラダ
➡ P40 豆腐のみそドレサラダ
➡ P74 レタスのゴマあえ

食べやせ Memo

鍋料理でキノコをたっぷり摂取

食物繊維やビタミンB群、ミネラルが豊富なキノコは、代謝を促進して腸の働きを整えるダイエットの強い味方。いろいろな料理に合わせてどんどん食べましょう。

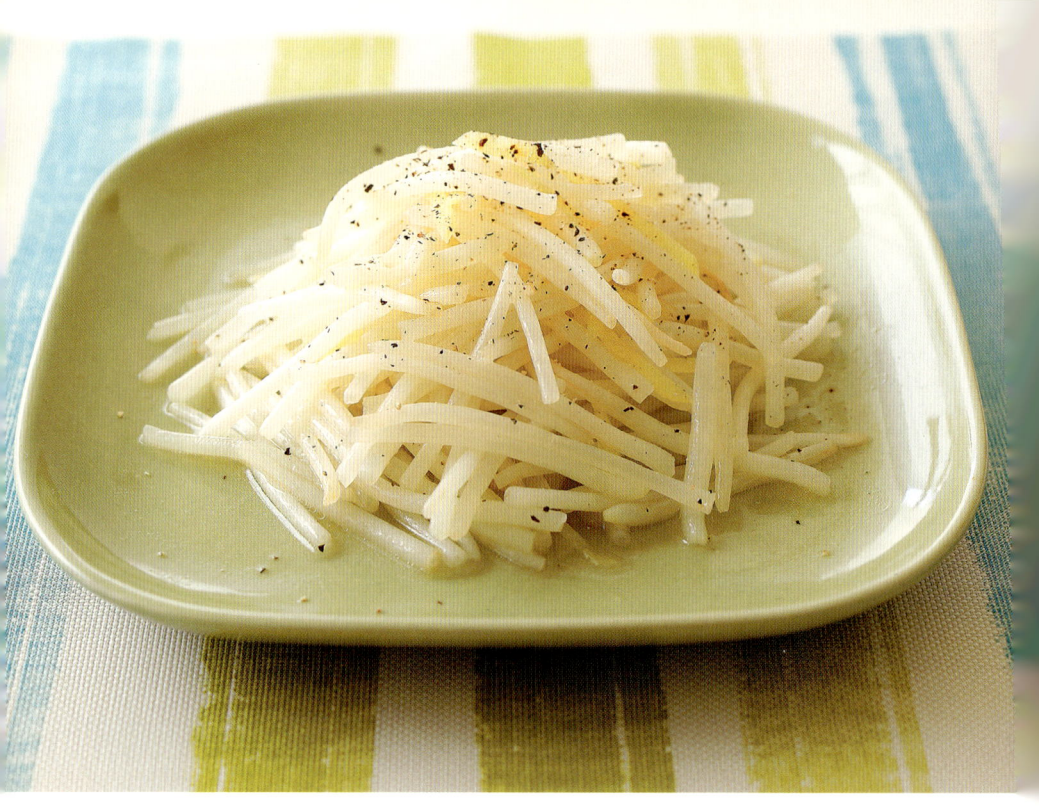

モヤシ&ショウガ炒め

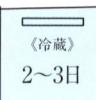

《冷蔵》
2〜3日

低価格のモヤシですが、ショウガ風味でアクセントをきかせると上品な味わいに。
炒める前にモヤシを水につけると、臭みが抜けてさらにおいしく！

材料（1人分）

モヤシ（ひげ根を取る）……1/2袋
ショウガ（せん切り）……1かけ
塩……小さじ1/4
粗びき黒こしょう……少々
サラダ油……小さじ1
水……大さじ1

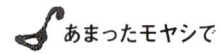 **あまったモヤシで**

➡ P64 エスニックスープごはん
➡ P68 簡単ビビンバごはん

作り方

1 モヤシは水に5分ほどつけ、ザルにあげておく。

2 フライパンにサラダ油を入れて中火にかけ、モヤシ、ショウガを入れて炒め合わせる。水を加えてさらに炒め、水分が飛んだら塩を加えてさっと炒め合わせる。

3 器に盛り、粗びき黒こしょうをふる。

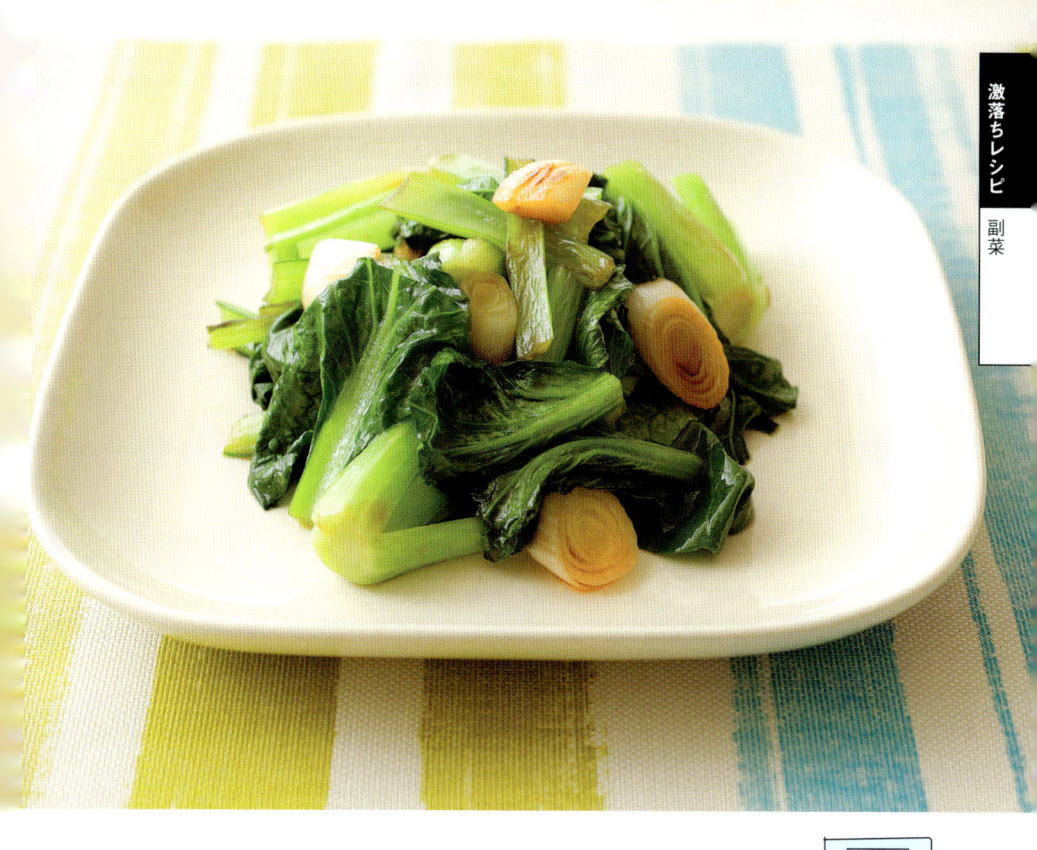

青菜炒め

《冷蔵》
2〜3日

シンプルな味つけで野菜がたっぷり食べられます。
小松菜の代わりにチンゲンサイなど、お好みの青菜を使ってもOK！

材料（1人分）

小松菜（3cm長さに切る）……1/3束
長ネギ（1cm幅の斜め切り）……1/6本
ニンニク（軽くつぶす）……1/2かけ
サラダ油……小さじ1
塩、こしょう……各少々
しょうゆ……少々

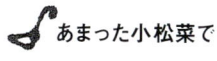 **あまった小松菜で**

➡P24 鮭の豆乳煮

作り方

1 小松菜は洗って切ったあと、ザルに入れる。

2 フライパンにサラダ油とニンニクを入れて中火にかける。ニンニクの香りがたったら小松菜の軸の部分、長ネギを加えてさっと炒める。

3 小松菜の葉の部分を加え、塩、こしょう、しょうゆを加え、さっと炒め合わせる。小松菜がしんなりしたら、器に盛る。

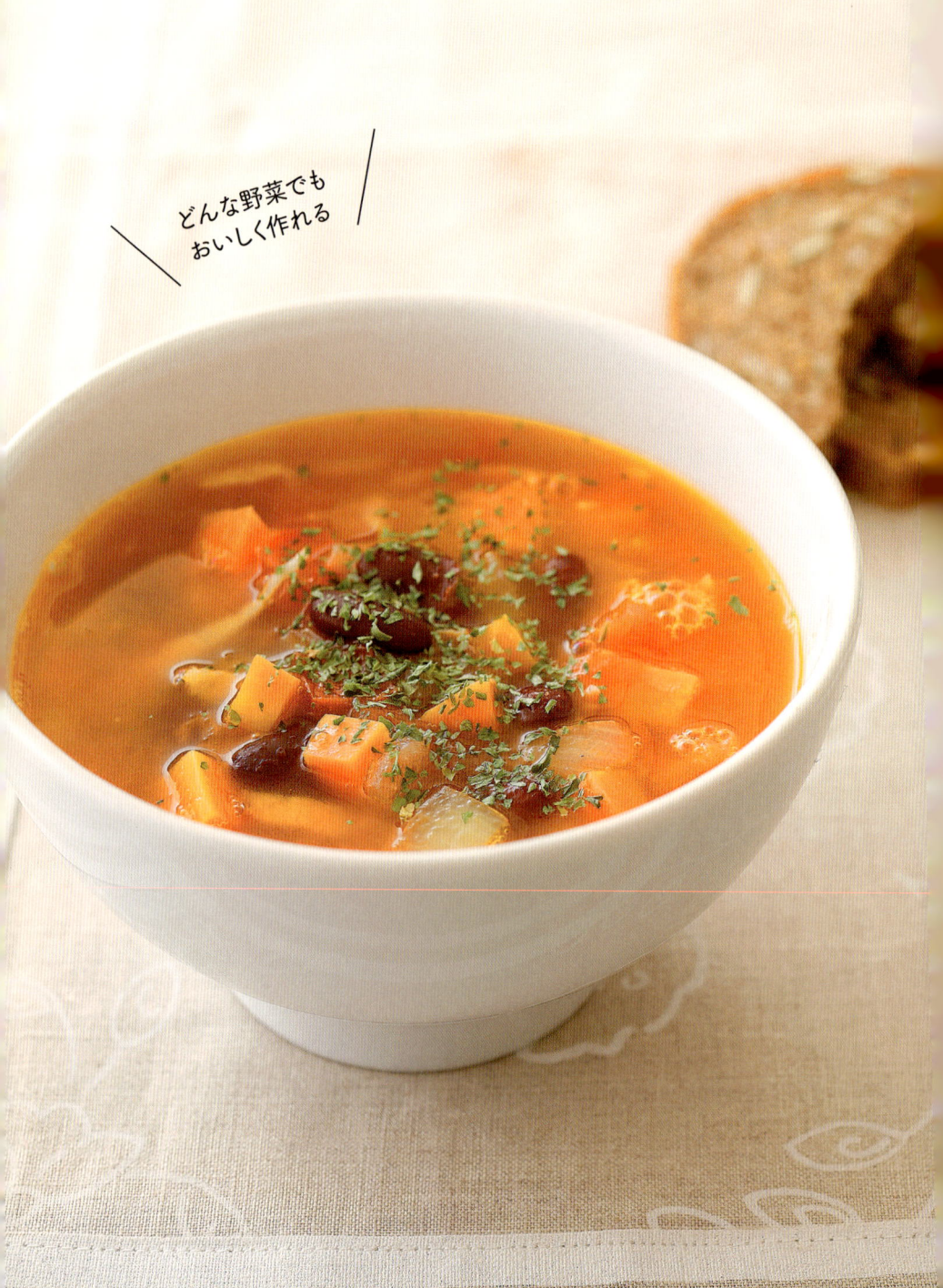

どんな野菜でも
おいしく作れる

ミネストローネスープ

食べごたえしっかりの具沢山スープ。
トマト以外の野菜とベーコン、油をフライパンに入れてから
火にかければ油ハネを抑えられます。

材料（1人分）

トマト（ざく切り）……1個
タマネギ（1cm角に切る）……小1/2個
ニンジン（角切り）……1/3本
キドニービーンズ（水煮）……50g
ベーコン（細切り）……1枚
水……1カップ
顆粒コンソメ……小さじ1/2
塩、こしょう、砂糖……各少々
サラダ油……小さじ1
ドライパセリ（あれば）……適量

※野菜は何でも合うので、残り野菜の有効利用に。
ベーコンはなくてもかまいません。

作り方

1 フライパンにサラダ油、タマネギ、ニンジン、キドニービーンズ、ベーコンを入れ、中火にかけて炒める。

2 トマト、水、顆粒コンソメを加えて煮る。煮立ったらアクを取り除き、塩、こしょう、砂糖で味をととのえる。

3 器に盛り、あればドライパセリをふる。

あまったニンジンで

➡ P28 肉野菜炒め
➡ P40 豚しゃぶサラダ
➡ P68 簡単ビビンバごはん
➡ P76 洋風キンピラ
➡ P78 赤いバーニャカウダ

食べやせ Memo

スープレシピを味方につけて

水でかさ増しできるから、食べごたえがあるのにヘルシーなスープ。お腹があたたまると満足感が得られるので、つい食べすぎてしまうのを防いでくれます。

さっぱりコクうま！

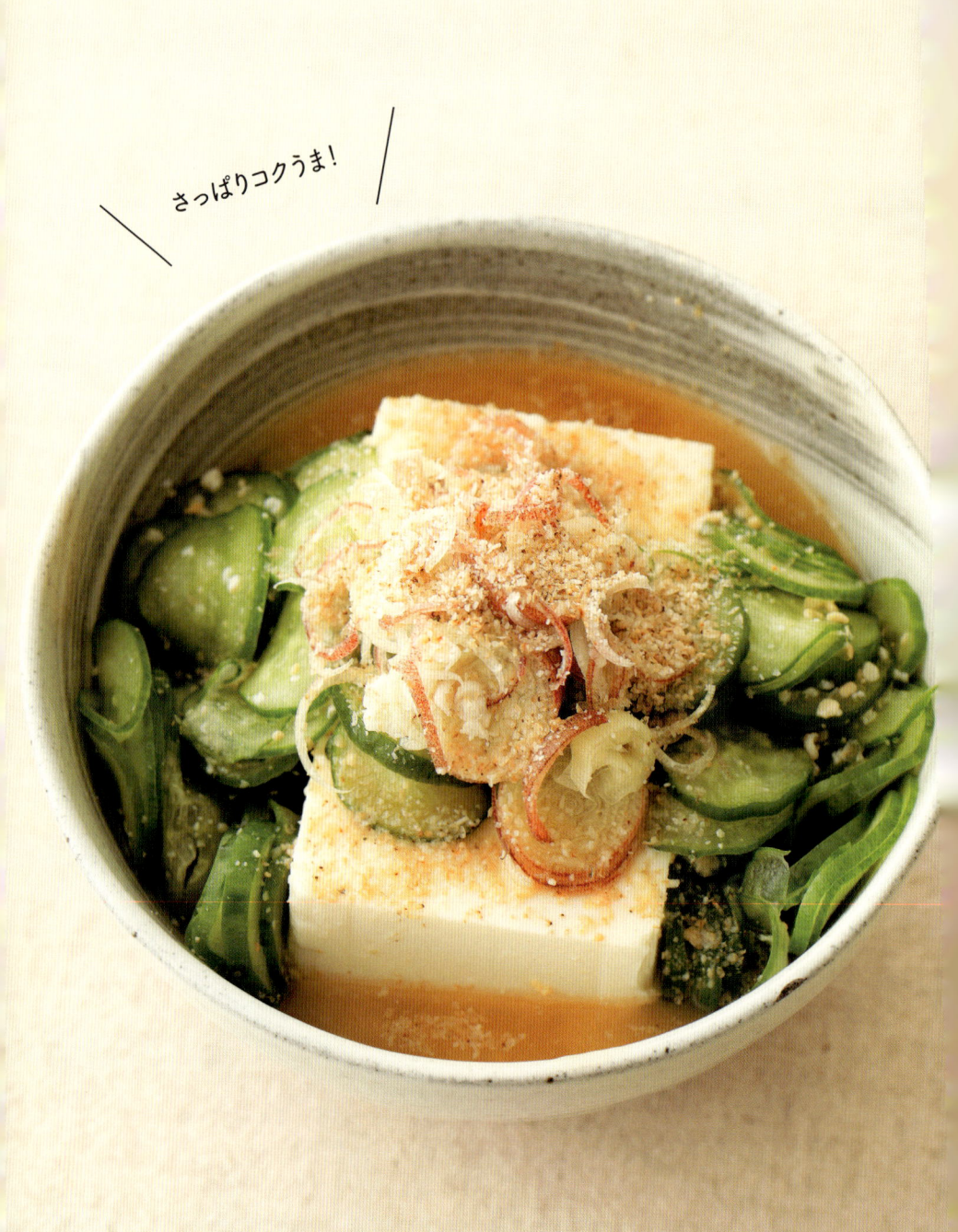

冷や汁

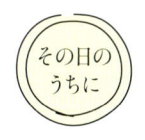

その日の
うちに

豆腐にキュウリとミョウガをトッピングした冷や汁風レシピ。
すりゴマをかけることでコクが出るので、野菜と豆腐だけで十分おいしい!

材料（1人分）

キュウリ……1本
ミョウガ……1個
木綿豆腐……1丁
A｜水……1カップ
　｜顆粒和風だし……小さじ1/4
　｜みそ……大さじ1強
白すりゴマ……大さじ1

作り方

1 キュウリは小口切りにして塩小さじ1/2（分量外）をまぶしてしばらくおき、しんなりしたら水洗いして水気を絞る。ミョウガは小口切りにする。豆腐は食べやすい大きさに切る。

2 耐熱容器にAを入れ、電子レンジで1分加熱する。氷を1個（分量外）入れて冷まし、冷蔵庫に入れて冷やす（濃いめのみそ汁の味にする）。

3 器に盛った**1**に**2**を注ぎ入れ、白すりゴマをかける。

あまったキュウリで

➡P39 チョレギサラダ
➡P40 豆腐のみそドレサラダ
➡P40 豚しゃぶサラダ
➡P78 赤いバーニャカウダ
➡P90 鶏皮キュウリ

食べやせMemo

主食の代用に豆腐がおすすめ

低糖質で満腹感も得られる豆腐はごはんの代わりに主食の役割を果たしてくれます。ゴマやみそなどでしっかりめに味つけすれば、食べごたえがさらにアップ!

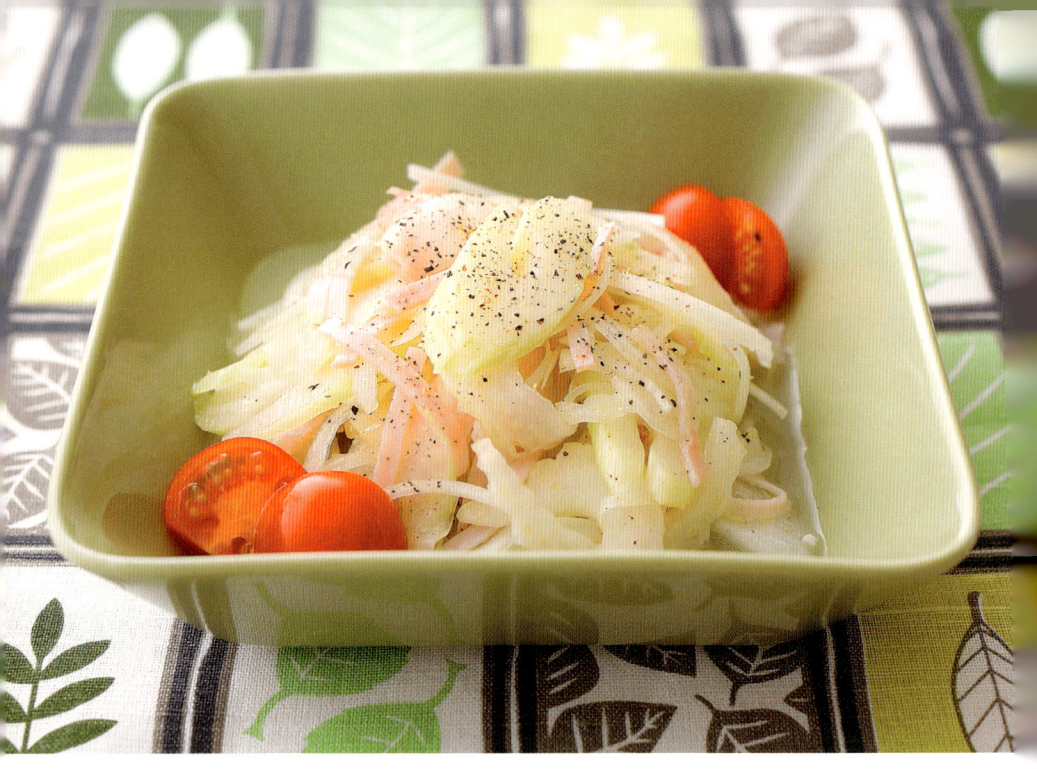

セロリとタマネギの
さっぱりサラダ

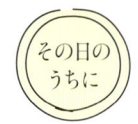
その日の
うちに

具材を切ってあえるだけなので、つけ合わせにぴったり。
ハムの塩気が味つけのアクセントに。

材料（1人分）

ハム……2枚
セロリ（斜め薄切り）……1本
タマネギ（薄切り）……小1/2個
ミニトマト（縦半分に切る）……2個
A 酢……大さじ1/2
　 塩……小さじ1/4
　 サラダ油……小さじ2
　 こしょう……少々
粗びき黒こしょう……少々

作り方

1 ハムは細切りにする。ミニトマト以外の
切った野菜は水につけてパリッとさせ、ザ
ルにあげて水気をきる。

2 1をボウルに入れ、Aを加えてよく混ぜ合
わせる。器に盛り、ミニトマトを添え、粗び
き黒こしょうをふる。

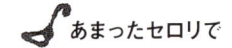 **あまったセロリで**

➡P18 セロリの牛肉巻き
➡P78 赤いバーニャカウダ

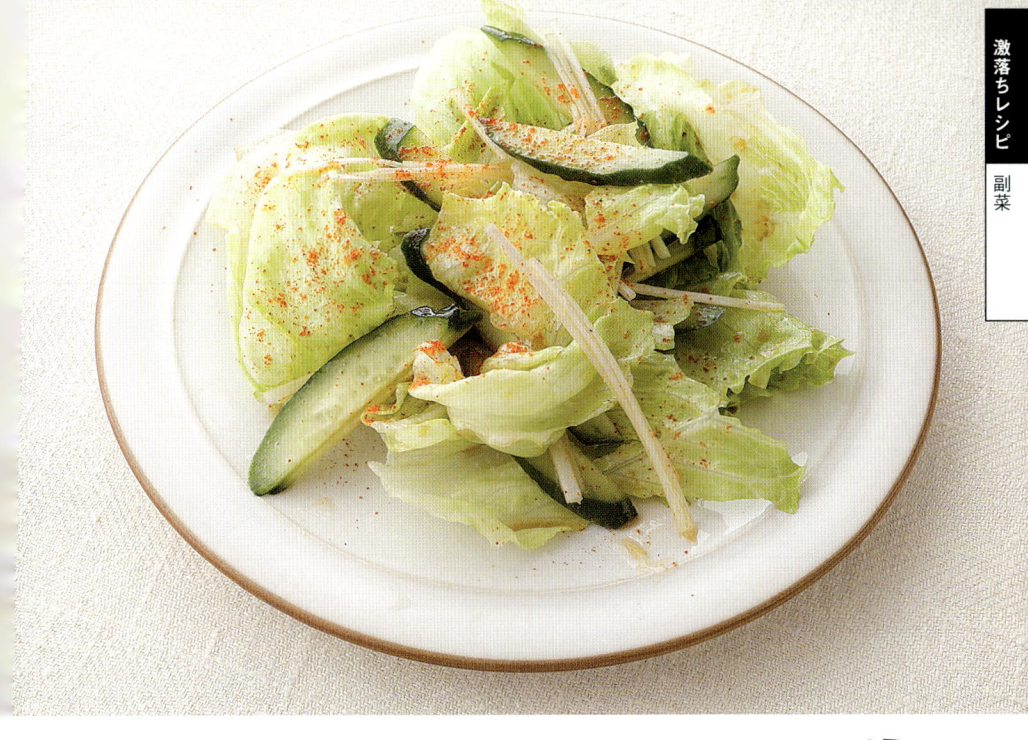

チョレギサラダ

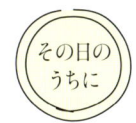
その日の
うちに

定番の韓国風サラダにチリペッパーで辛さをプラス。
チリペッパーはお好みで量を調節してください。

材料（1人分）

レタス……1/4個
キュウリ……1/2本
長ネギ……1/4本
ゴマ油……小さじ2
酢……小さじ1
しょうゆ……小さじ1
チリペッパー……適量

作り方

1 レタスは手で食べやすい大きさにちぎり、キュウリは縦半分に切って斜め薄切りに、長ネギは細切りにし、冷水につける。

2 1をザルにあげてよく水気をきり、ボウルに入れてゴマ油、酢、しょうゆの順に加えて混ぜる。器に盛り、チリペッパーをふる。

あまったレタスで

➡P40 豆腐のみそドレサラダ
➡P40 豚しゃぶサラダ
➡P74 レタスのゴマあえ

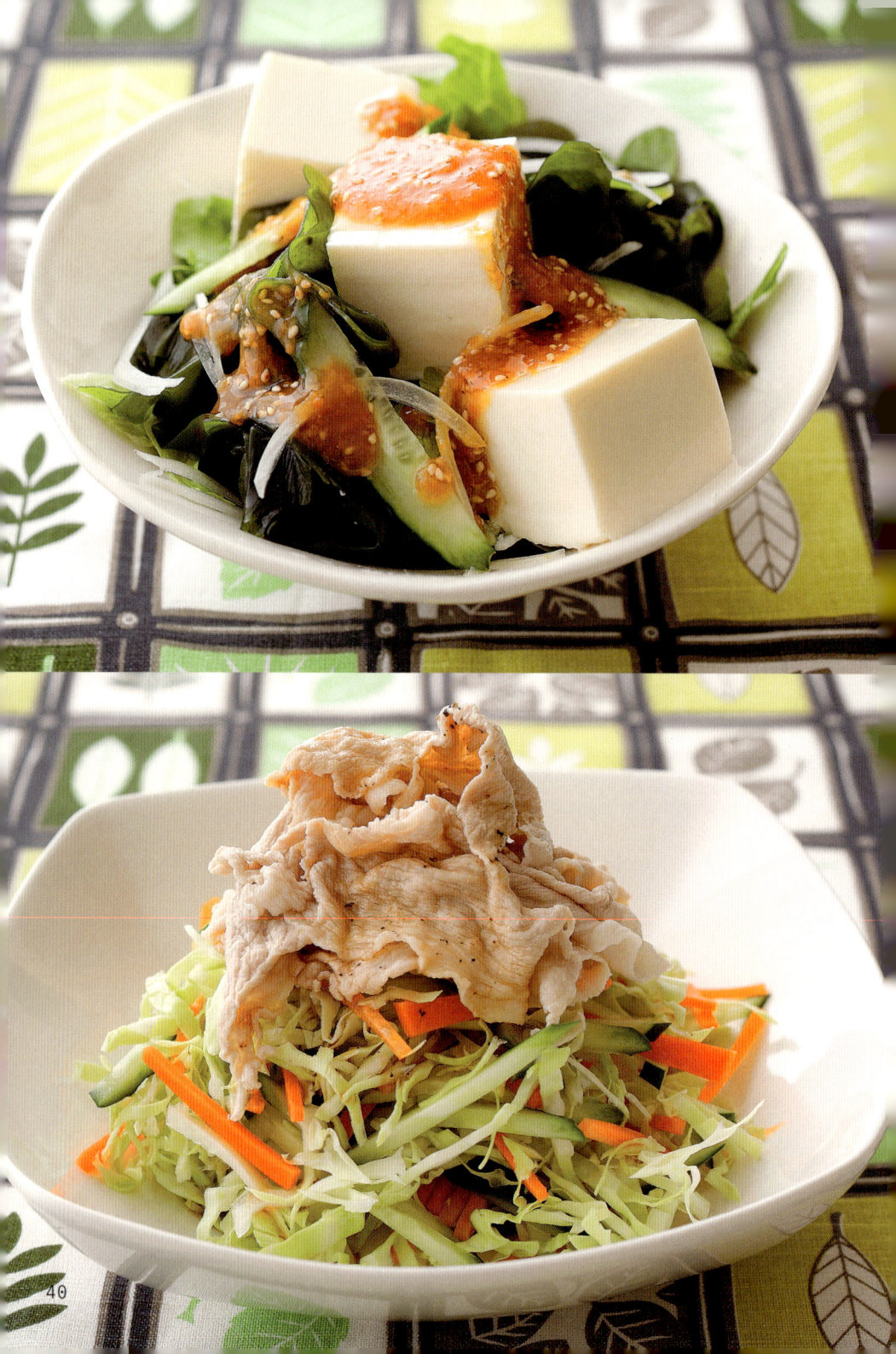

豆腐のみそドレサラダ

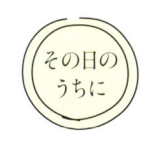

さっぱりした食材にコクがあるみそドレがベストマッチ！ ドレッシングにおろしニンニクを加えれば、さらに食べごたえがアップします。豆腐の量を増やして主食にしてもOK。

材料（1人分）

絹豆腐……1/2丁
ワカメ（乾燥）……3g
レタス（手でちぎる）……2枚
キュウリ（斜め薄切りを縦半分に切る）
　……1/2本
タマネギ（薄切り）……1/6個
A｜みそ……大さじ1
　｜サラダ油……大さじ1/2
　｜酢、みりん……各小さじ1
　｜白いりゴマ……小さじ2

作り方

1 絹豆腐は3等分に切る。ワカメは水につけて戻し、ザルにあげる。野菜は水につけてパリッとさせ、ザルにあげて水気をきる。

2 Aの材料を混ぜ合わせ、みそドレッシングをつくる。

3 1を器に盛り、2のドレッシングをかける。

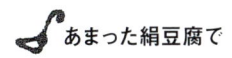 **あまった絹豆腐で**

➡P74 ザーサイ奴

豚しゃぶサラダ

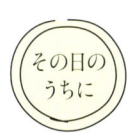

細切りにしたシャキシャキ野菜にやわらか豚しゃぶをのせた、おかず系サラダ。
ドレッシングにラー油を少々加えて、辛みをプラスしてもおいしい！

材料（1人分）

豚しゃぶしゃぶ用肉……50g
キャベツ（細切り）……1、2枚
キュウリ（細切り）……1/2本
ニンジン（細切り）……1/4本
A｜ポン酢しょうゆ……大さじ1
　｜ゴマ油……小さじ1
塩、酒……各少々
水……1〜2カップ

作り方

1 細切りにした野菜は、水につけてパリッとさせる。ザルにあげ、水気をきって器に盛る。

2 フライパンに水を入れて強火にかけ、沸騰したら塩、酒を加える。豚しゃぶしゃぶ用肉を入れて、はしでさばきながら火を通し、肉の色が変わったらザルにあげる。

3 1の上に2をのせ、Aを混ぜてかける。

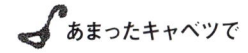 **あまったキャベツで**

➡P28 肉野菜炒め

「もう1品」がすぐできる！
マグカップDE 電子レンジスープ

大きめのマグカップに材料を入れてレンジであたためるだけ。
「ちょっともの足りない」を満たしてくれる、野菜たっぷりスープレシピです。
※マグカップは耐熱性のもので、容量が300ml以上あるものが適しています。

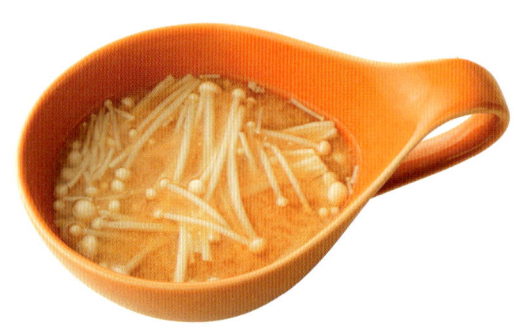

材料（1人分）

エノキダケ……1/2パック
顆粒和風だし……少々
みそ……小さじ2
水……1カップ

作り方

1 エノキダケは根元を切り落とす。

2 耐熱容器に**1**以外の材料を入れ、ふんわりとラップをして電子レンジで1分加熱して混ぜ、**1**を加え、さらに1分加熱する。

誰もがほっとする定番おみそ汁
エノキスープ

たった
1分30秒で
できあがり！

材料（1人分）

カイワレ大根……1/4パック
顆粒和風だし……少々
塩……ひとつまみ
しょうゆ……少々
水……1カップ

作り方

1 カイワレ大根は根元を切り落とす。

2 耐熱容器に**1**以外の材料を入れ、ふんわりとラップをかけて電子レンジで1分加熱する。**1**を加え、さらに30秒加熱する。

カイワレがしゃっきりおいしい
カイワレスープ

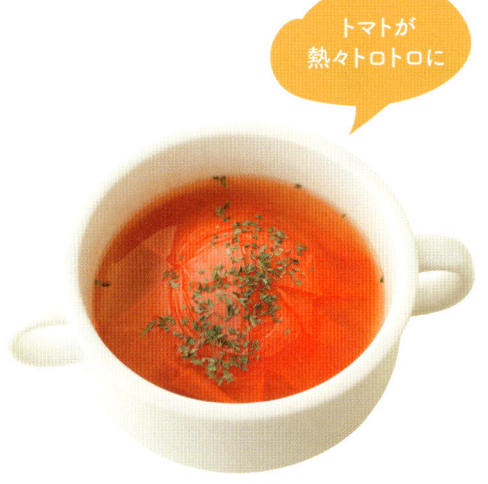

トマトが熱々トロトロに

材料（1人分）

トマト……小1個
顆粒コンソメ、こしょう……各少々
塩……ひとつまみ
ドライパセリ（あれば）……適量
水……1/2カップ

作り方

1 トマトはヘタをくり抜き、十字の切り目を入れる。

2 耐熱容器に水、顆粒コンソメ、塩、こしょうを入れ、ふんわりとラップをかけて電子レンジで1分加熱する。

3 トマトを加えてラップをかけ、さらに3分加熱する。カップに注ぎ、あればドライパセリをふる。トマトをつぶしながら食べる。

ボリュームたっぷり「食べるスープ」

トマト丸ごとスープ

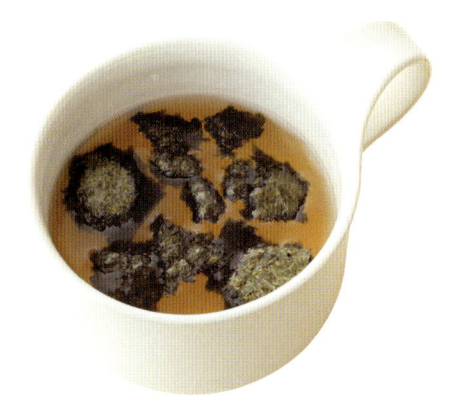

材料（1人分）

焼きのり……1/4枚
顆粒和風だし……少々
塩……ひとつまみ
しょうゆ……少々
水……1カップ

作り方

1 焼きのりは手でちぎる。

2 耐熱容器に**1**以外の材料を入れ、ふんわりとラップをかけて電子レンジで1分30秒加熱する。**1**を加える。

ちぎるだけの超簡単レシピ

のりスープ

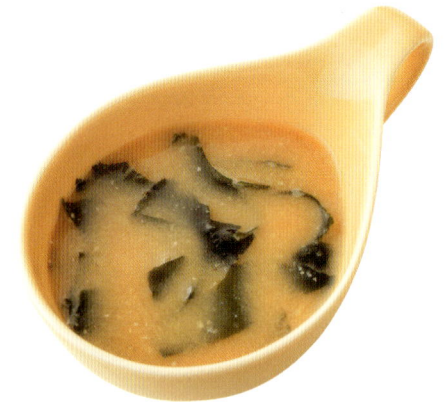

材料（1人分）

おろしショウガ……1かけ分
ワカメ（乾燥）……少々
顆粒和風だし……少々
みそ……小さじ2
水……1カップ

作り方

耐熱容器に材料をすべて入れ、ふんわりとラップをかけて電子レンジで1分加熱して混ぜ、さらに30秒加熱する。

ショウガでほっこりあたたまる

みそショウガワカメスープ

クリーミーで
幸せ気分♪

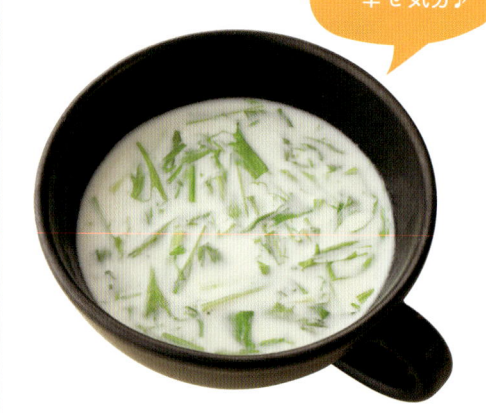

材料（1人分）

水菜……1/2株
顆粒和風だし……少々
しょうゆ……小さじ1
塩……少々
無調整豆乳……1カップ

作り方

1 水菜は2cm長さに切る。

2 耐熱容器に1以外の材料を入れ、ふんわりとラップをかけて電子レンジで1分加熱して混ぜ、1を加え、さらに1分加熱する。

牛乳の代わりに豆乳を使って糖質ダウン

豆乳水菜スープ

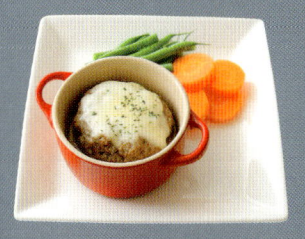

レンジでチーズハンバーグ
▶P48

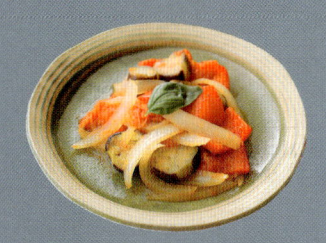

ラタトゥイユ風
▶P63

Chapter2
ゆる落ちレシピ

昼食の主食を解禁し、調味料の糖質制限を弱めた
弱めの糖質オフレシピ。
激落ちレシピである程度体重が減ったら、
ゆる落ちレシピにチェンジして。
我慢してないのにゆるゆる体重が落ちていきます！

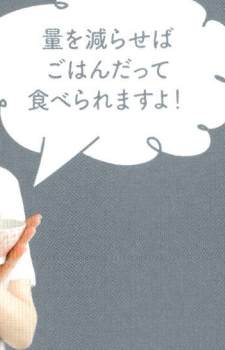

量を減らせば
ごはんだって
食べられますよ！

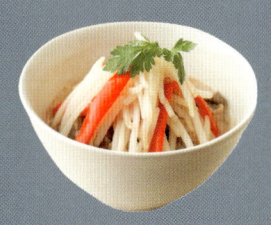

エスニックスープごはん
▶P64

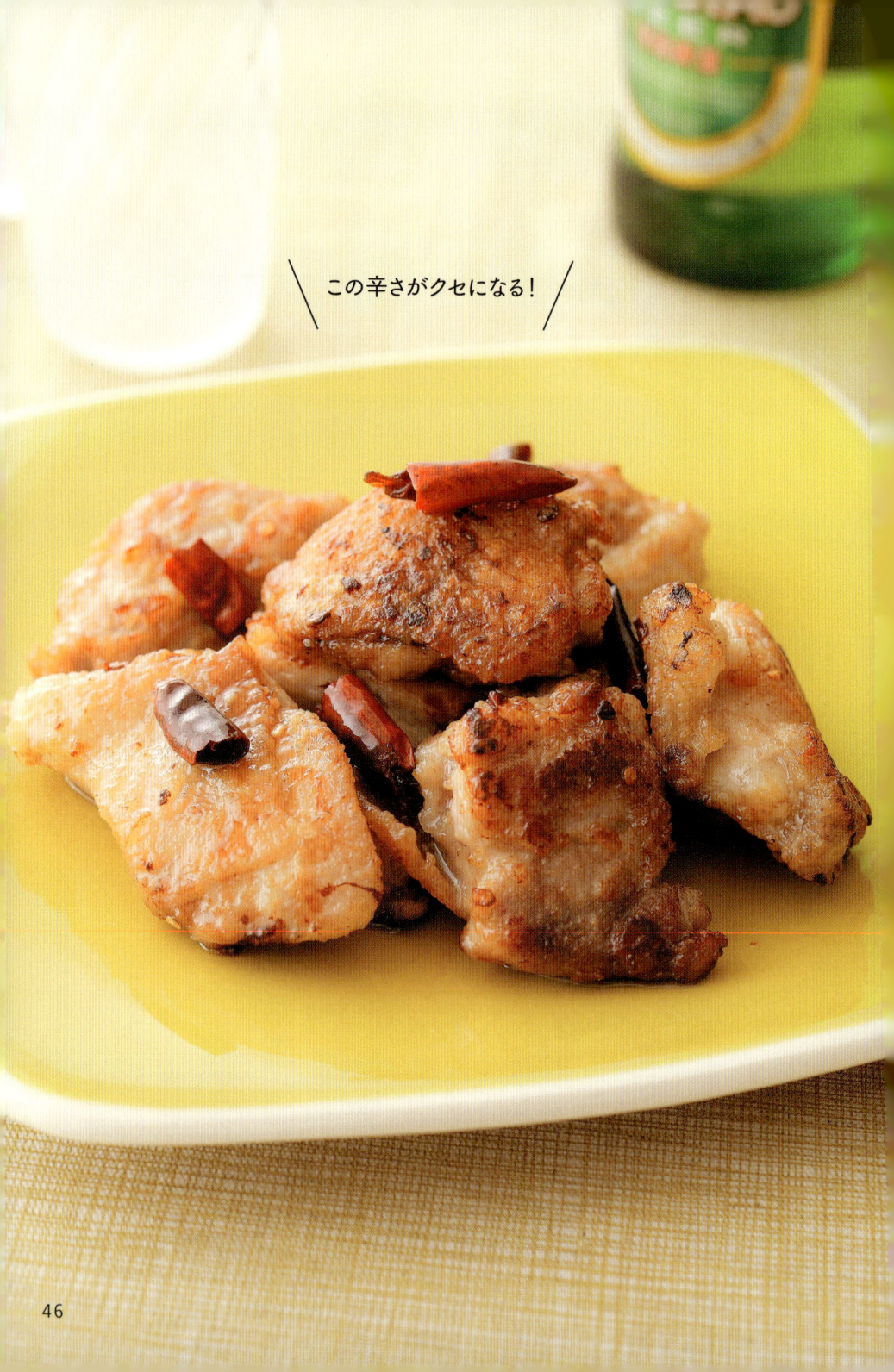

この辛さがクセになる！

ピリ辛チキン

赤唐辛子の辛みがきいたジューシーなチキン。
鶏肉をビニールに入れてもむことで、
全体に味と油が行き渡って、よりやわらかく仕上がります。

材料（1人分）

鶏モモ肉（唐揚げ用）……200g
赤唐辛子……5本
A｜塩、こしょう、おろしニンニク……各少々
　｜サラダ油……大さじ1
サラダ油……大さじ1

作り方

1 赤唐辛子は種を取り除き、大きく手でちぎる。

2 鶏モモ肉をビニール袋に入れ、Aを加えて軽くもむ。

3 フライパンに**2**を並べ入れて中火にかける。焦げめがついてきたら裏返し、サラダ油、**1**の赤唐辛子を加える。全体に焦げめがついたら器に盛る。

食べやせMemo

唐辛子パワーで代謝アップ

唐辛子に含まれるカプサイシンには、体内脂肪を燃焼させてエネルギー代謝を促進する作用があります。ただし、粘膜を刺激するので大量摂取には要注意です。

47

レンジでチーズハンバーグ

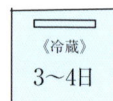

《冷蔵》
3〜4日

耐熱容器に具材を入れて電子レンジで加熱するだけのとっても簡単なハンバーグです。
同じく電子レンジで作れる野菜のグラッセを添えて、華やかな一皿に仕上げました。

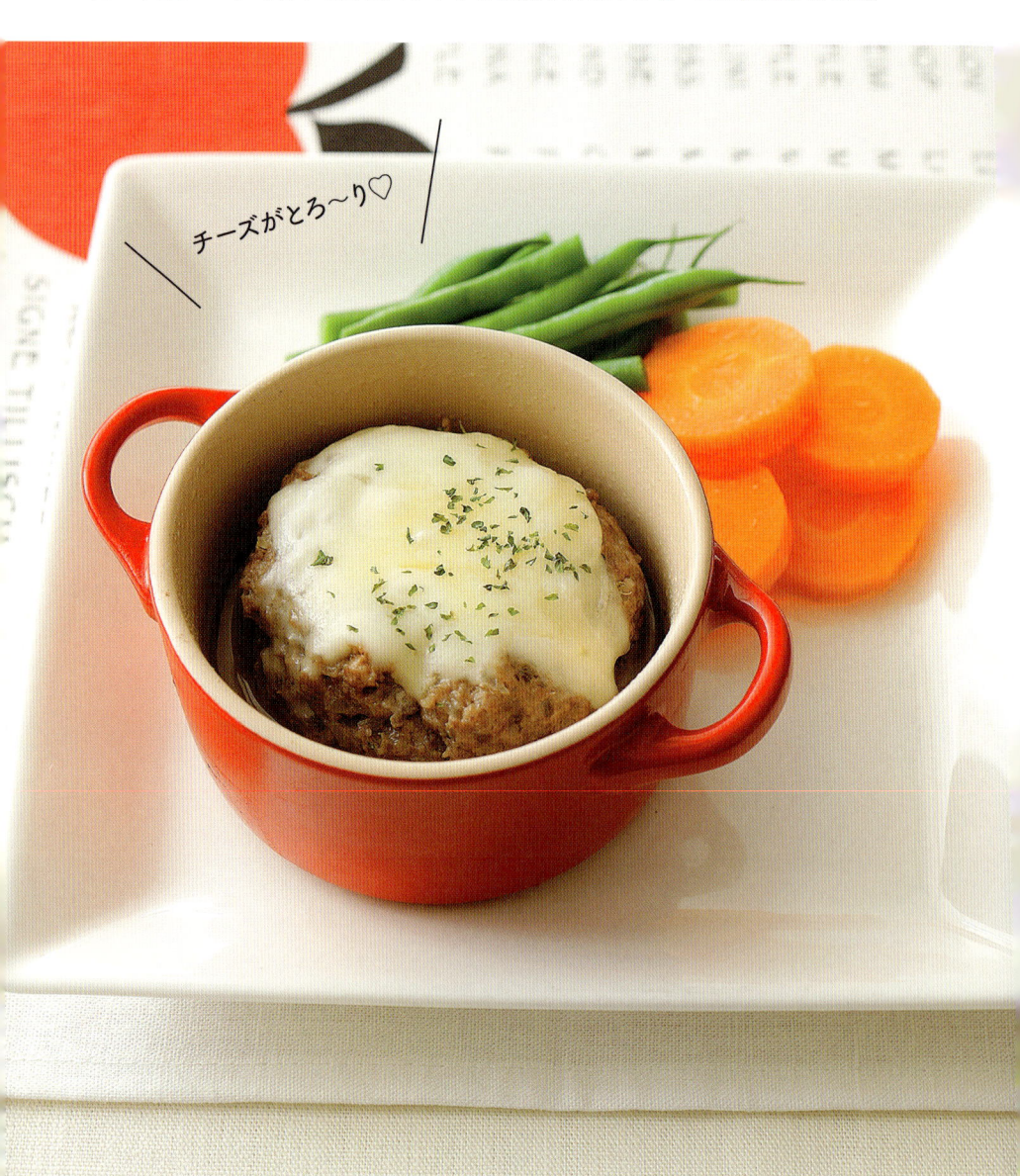

チーズがとろ〜り♡

材料（1人分）

牛豚合いびき肉……100g
タマネギ（みじん切り）……1/6個
マヨネーズ……大さじ1
塩、こしょう……各少々
ピザ用チーズ……20〜30g
サヤインゲン（半分の長さに切る）……8本
ニンジン（5mm厚さの輪切り）……5、6本
A｜バター、塩、こしょう……各少々
　｜水……大さじ2
ドライパセリ（あれば）……適量

作り方

1 ボウルに牛豚合いびき肉、タマネギ、マヨネーズ、塩、こしょうを入れ、手でよく練り混ぜる。1つにまとめて耐熱容器に入れ、真ん中をくぼませる。

2 **1**にふんわりとラップをかけ、電子レンジで2分加熱する。くぼみにピザ用チーズをのせ、さらに1分30秒加熱する。あればドライパセリをふる。

3 別の耐熱容器にサヤインゲン、ニンジン、Aを入れ、ふんわりとラップをかけ、3分加熱し、**2**のつけ合わせにする。

あまったタマネギで

➡P38 セロリとタマネギのさっぱりサラダ
➡P50 チキンソテー トマトソース
➡P63 ラタトゥイユ風
➡P82 肉みそ辛豆腐
➡P86 カツオのチャイニーズサラダ

食べやせMemo

つなぎにマヨネーズを使って

ハンバーグのつなぎによく使われるパン粉や小麦粉は糖質を多く含むので、低糖質のマヨネーズで代用しましょう。加熱すればマヨネーズの風味は気になりません。

チキンソテー トマトソース

鮮やかな赤と緑が目にもおいしい一品。
カットされている唐揚げ用肉を使えば、調理の手間が省けます。

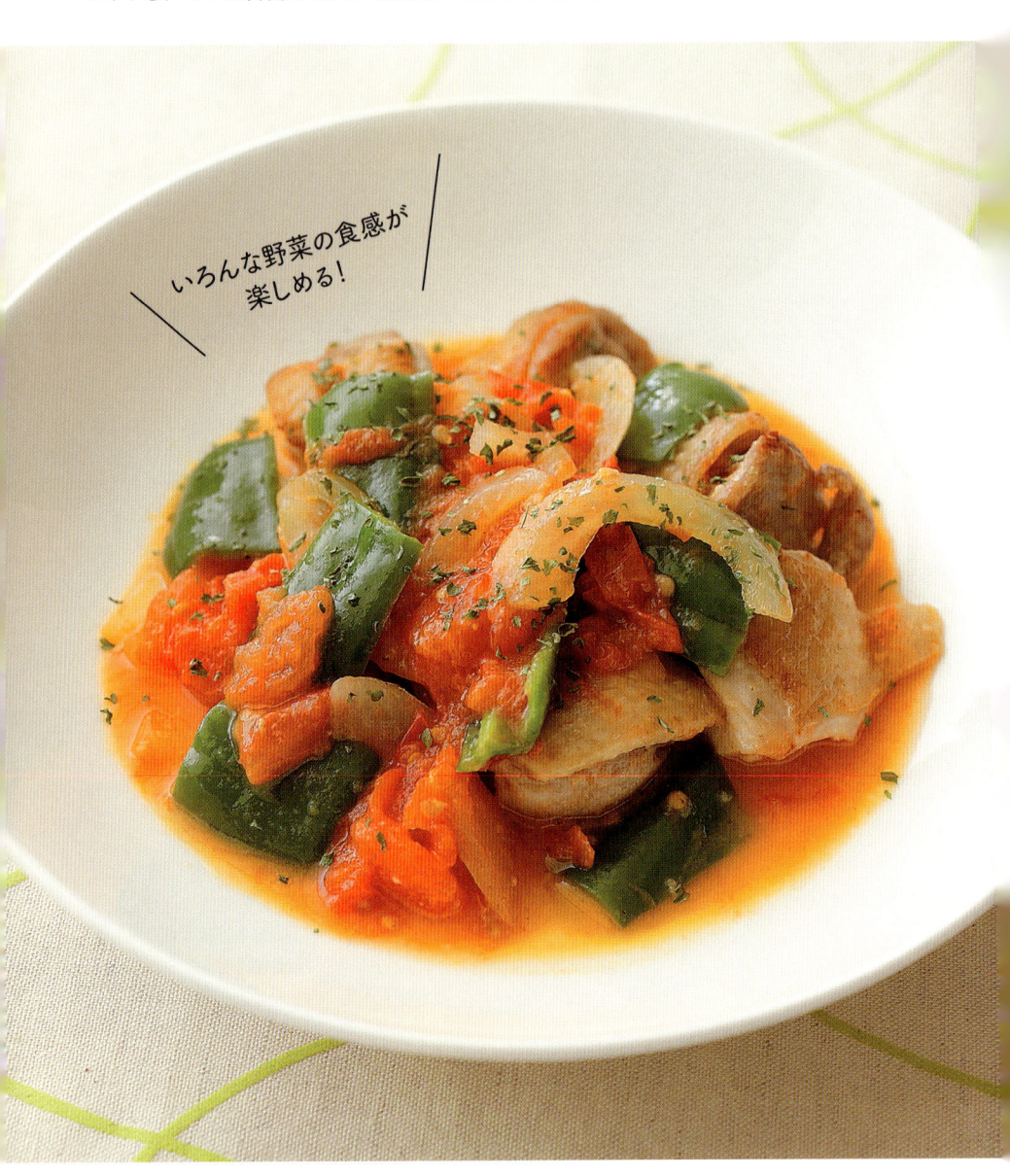

いろんな野菜の食感が
楽しめる!

材料（1人分）

鶏モモ肉（唐揚げ用）……100g
塩……小さじ1/4
こしょう、おろしニンニク……各少々
サラダ油……小さじ1
トマト（ざく切り）……1個
タマネギ（薄切り）……1/4個
ピーマン（ひと口大に切る）……1個
水または白ワイン……大さじ1
ドライパセリ（あれば）……適量

作り方

1 鶏モモ肉に塩、こしょう、おろしニンニク、サラダ油をまぶして軽くもむ。

2 フライパンに鶏肉を皮を下にして入れ、中火にかける。皮に焦げめがついたら裏返し、トマト、タマネギ、ピーマン、水または白ワインを加えてふたをし、3〜5分煮る。

3 器に盛り、あればドライパセリをふる。

あまったタマネギで

➡P38 セロリとタマネギのさっぱりサラダ
➡P60 豚肉とアスパラのラー油炒め
➡P63 ラタトゥイユ風
➡P82 肉みそ辛豆腐
➡P86 カツオのチャイニーズサラダ

食べやせ Memo

きれいやせするならトマト！

高い抗酸化作用をもつリコピンをたっぷり含むトマトは、ダイエット中にもしっかり摂りたい食材です。油に溶けやすく熱に強い性質なので、煮込みやソースに使うのがおすすめ。

蒸し鶏のラー油ソース

蒸してしっとりと仕上げたムネ肉にラー油をかけて刺激的に。
取り除いた皮はゆでて「鶏皮キュウリ」（P90）に使ってください。

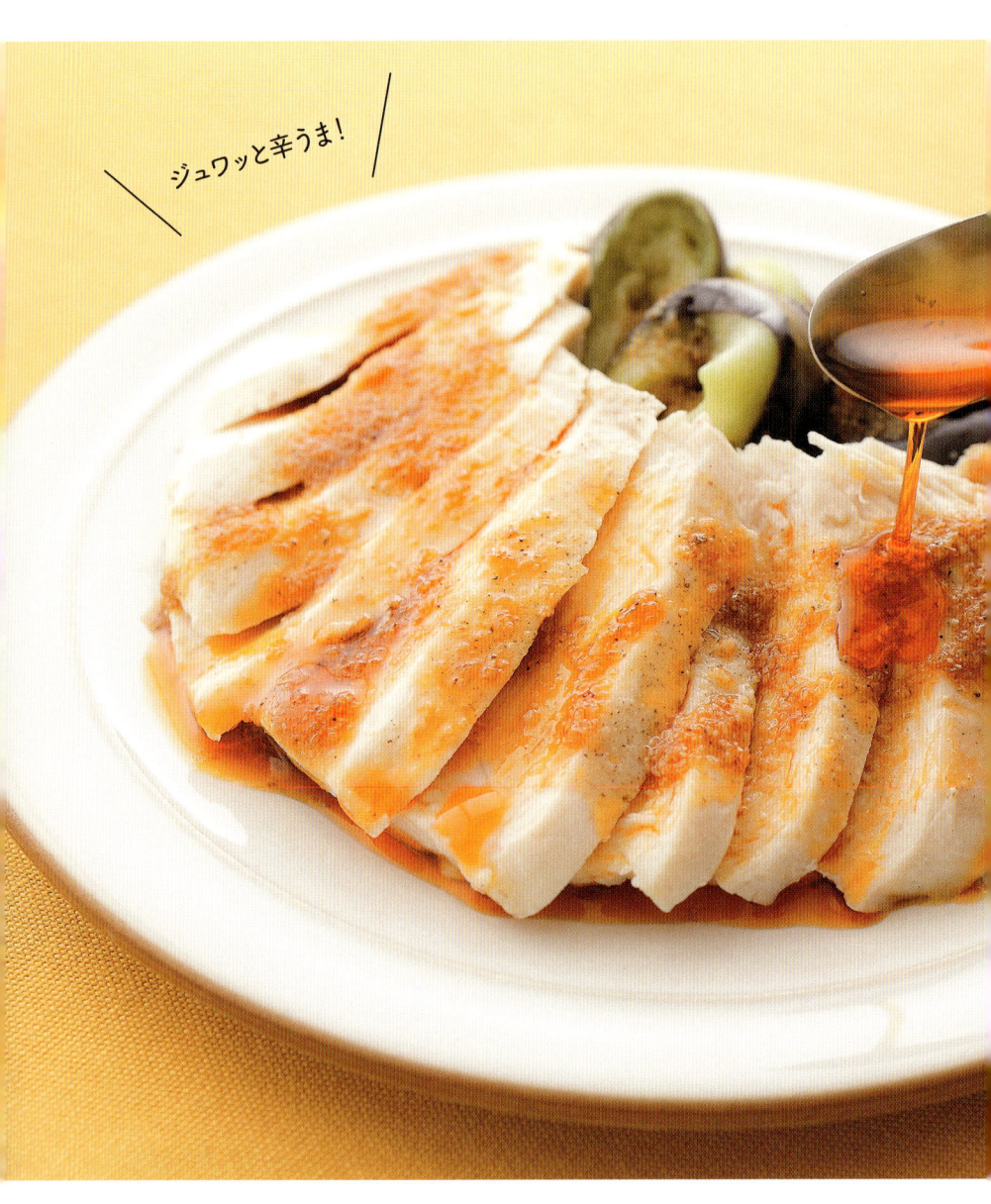

ジュワッと辛うま！

材料（1人分）

鶏ムネ肉……1枚
ナス……1本
A｜ショウガの薄切り……3枚
　｜塩、こしょう……各少々
　｜酒……大さじ1
B｜しょうゆ、白すりゴマ……各大さじ1
　｜酢……大さじ1/2
ラー油……大さじ1

作り方

1 鶏ムネ肉は皮を取り除き、Aをまぶして耐熱皿にのせる。ラップをして電子レンジで2分30秒加熱し、そのまま冷ます。

2 ナスはピーラーで縞目に皮をむき、ラップに包み、電子レンジで1分30秒加熱し、そのまま冷ます。

3 **1**を食べやすい大きさに切り、**2**は手で縦に割いて器に盛る。混ぜ合わせたBをかけ、さらにラー油もかける。

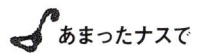 **あまったナスで**

➡P63 ラタトゥイユ風

食べやせMemo

未加工の肉は糖質ほぼ0g

牛・豚・鶏にかかわらず、未加工の肉は糖質はほぼ0g。糖質制限中の主力となる食材のひとつです。ただし、ジャーキーや焼き豚などの加工食品は糖質多めなので要注意。

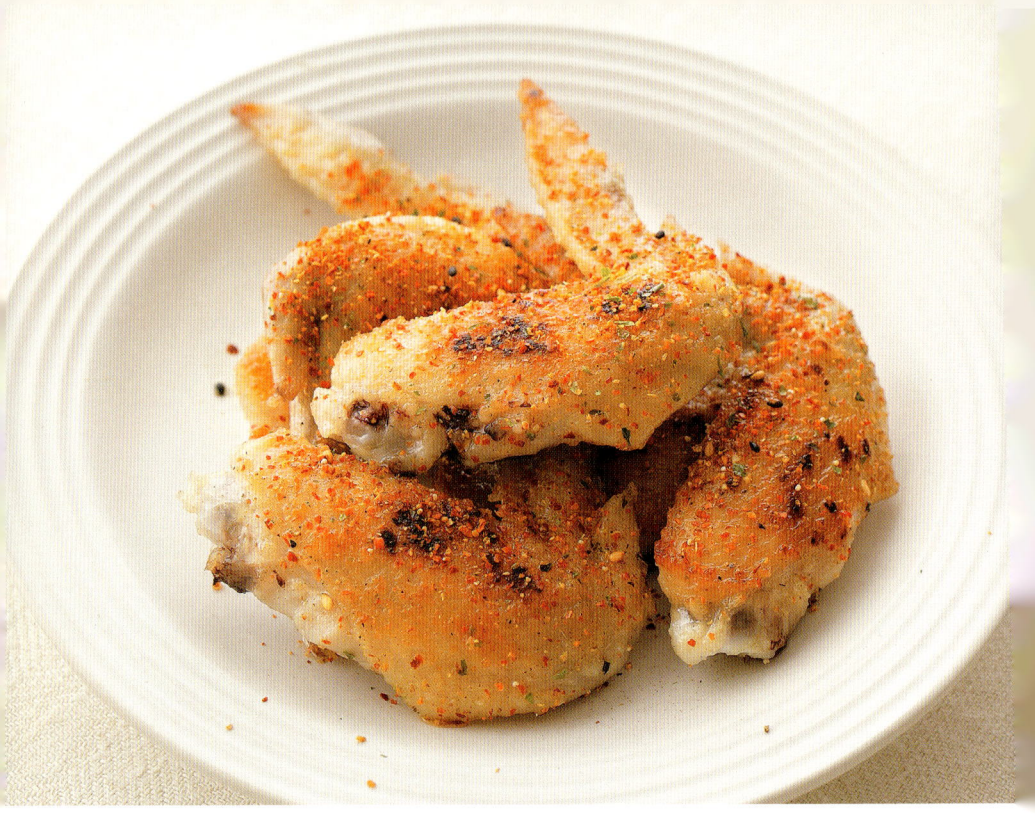

手羽先の七味まぶし

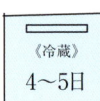

《冷蔵》
4〜5日

こんがり香ばしく焼き上げた手羽先に七味をかければ、
思わずむしゃぶりつきたくなるおいしさに！

材料 (1人分)

鶏手羽先……6本
A｜塩、こしょう、おろしニンニク……各少々
サラダ油……適量
七味唐辛子……小さじ1〜2

※鶏手羽先の代わりに手羽元を使ってもOK。

作り方

1 鶏手羽先はAをもみ込んで1〜2分おく。

2 フライパンに高さ1cmほどサラダ油を入れて中火で熱し、**1**を並べ入れる。こんがりとキツネ色になったら取り出し、熱いうちに七味唐辛子をまぶし、器に盛る。

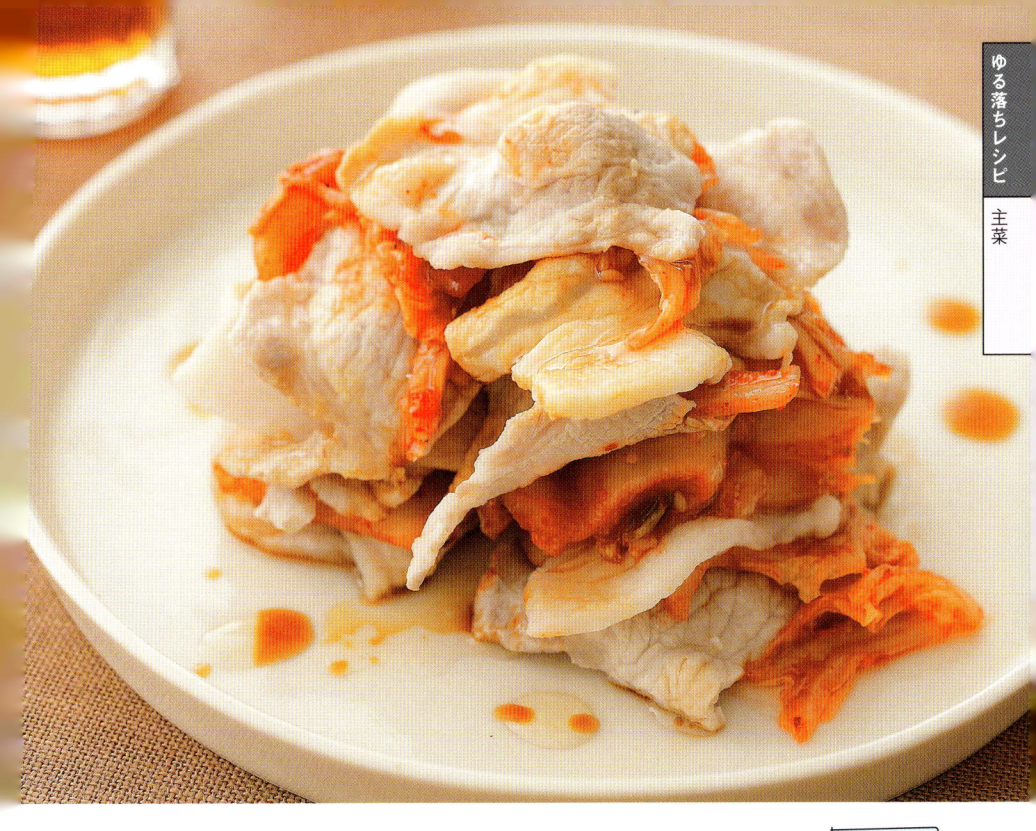

ゆで豚キムチ

《冷蔵》
2〜3日

相性抜群の豚肉とキムチは重ねるだけでも絶品に！
ショウガを入れた湯でゆでると、豚肉の臭みなく仕上がります。

材料（1人分）

豚肩ロース薄切り肉……150g
白菜キムチ（ざく切り）……100g
ゴマ油、しょうゆ……各少々
ショウガ（薄切り）……3、4枚

作り方

1 豚肩ロース薄切り肉は3〜4cm幅に切り、ショウガを入れて沸騰した湯で、さっとゆでて水気をきる。

2 器に、豚肉、キムチの順に重ねて盛り、しょうゆとゴマ油をさっとかける。

あまったキムチで

➡P20 白身魚のキムチ煮
➡P79 キムチ納豆
➡P80 アサリキムチ

55

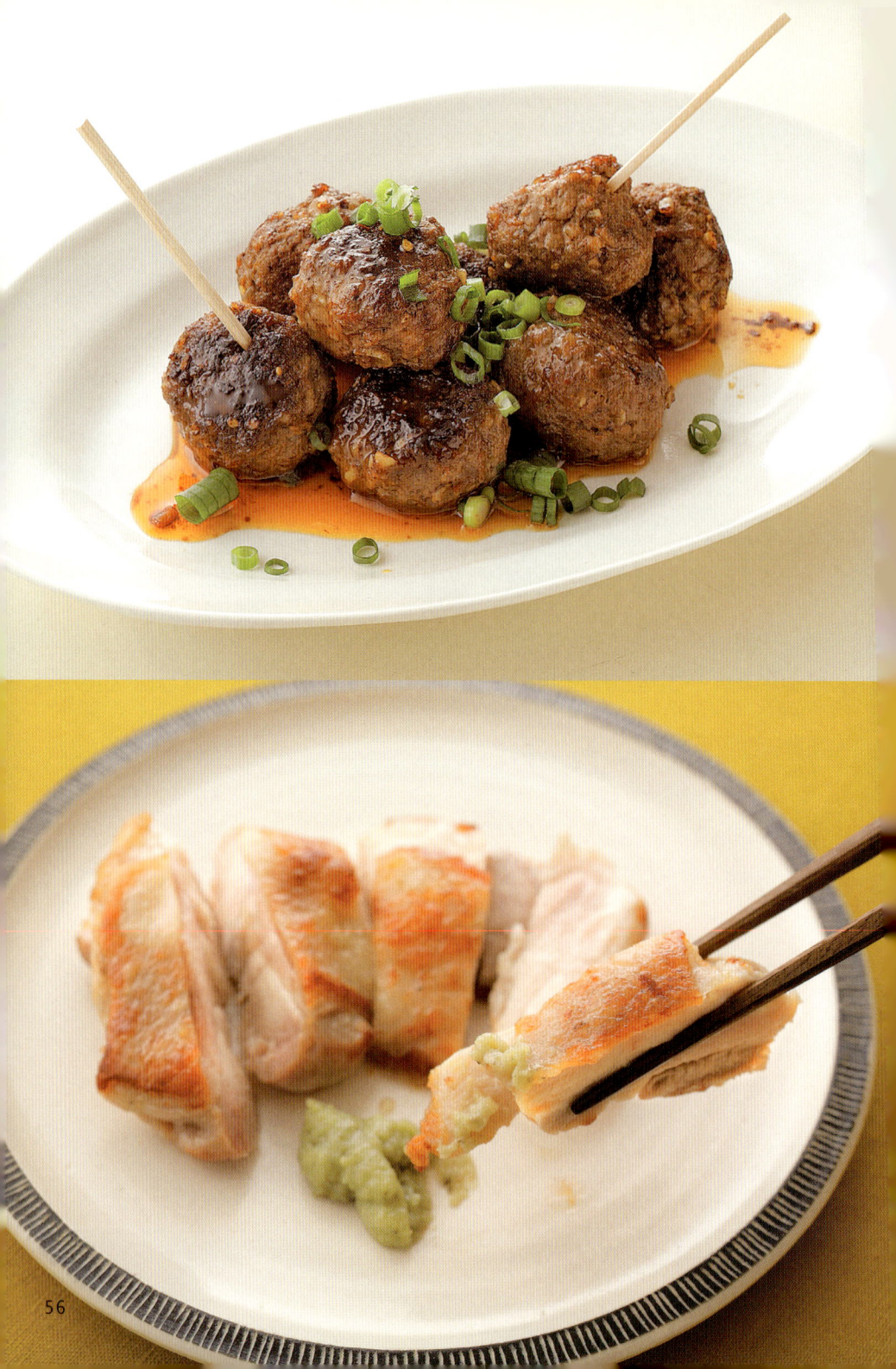

辛丸ミート

《冷蔵》
4～5日

ひと口かじれば、旨辛い油が広がるジューシーな肉団子。
お酒のおともにもピッタリです。

材料（1人分）

牛豚合いびき肉……200g
食べるラー油……大さじ山盛り1
万能ネギ（小口切り）……適量

あまった食べるラー油で

➡ P29 ゆでモヤシのラー油あえ
➡ P60 豚肉とアスパラのラー油炒め
➡ P70 ピリ辛マグロ納豆

作り方

1 牛豚合いびき肉に食べるラー油を加え、よく混ぜ、8等分して丸く形づくる。

2 フッ素樹脂加工のフライパンを中火にかけ、**1**を並べ入れる。転がしながら火を通し、竹串を刺して透き通った汁が出たら器に盛り、万能ネギを散らす。

わさびチキン

《冷蔵》
3～4日

下味にもわさびをたっぷり使って、ぴりっと刺激的に。
シンプルな味つけが鶏の旨みを引き出します。

材料（1人分）

鶏モモ肉……100g
塩、こしょう……各少々
練りわさび……8cm
ゴマ油……小さじ1

作り方

1 鶏モモ肉は、皮を包丁の先で数カ所つついて、塩、こしょうをふる。ビニール袋に入れて練りわさび、ゴマ油を加え、よくもんでおく。

2 フライパンに**1**を皮を下にして入れ、中火にかける。皮に焦げめがついたら裏返し、さらに3分ほど焼く。

3 粗熱がとれたら食べやすい大きさに切って器に盛る。練りわさび（分量外）をつけて食べる。

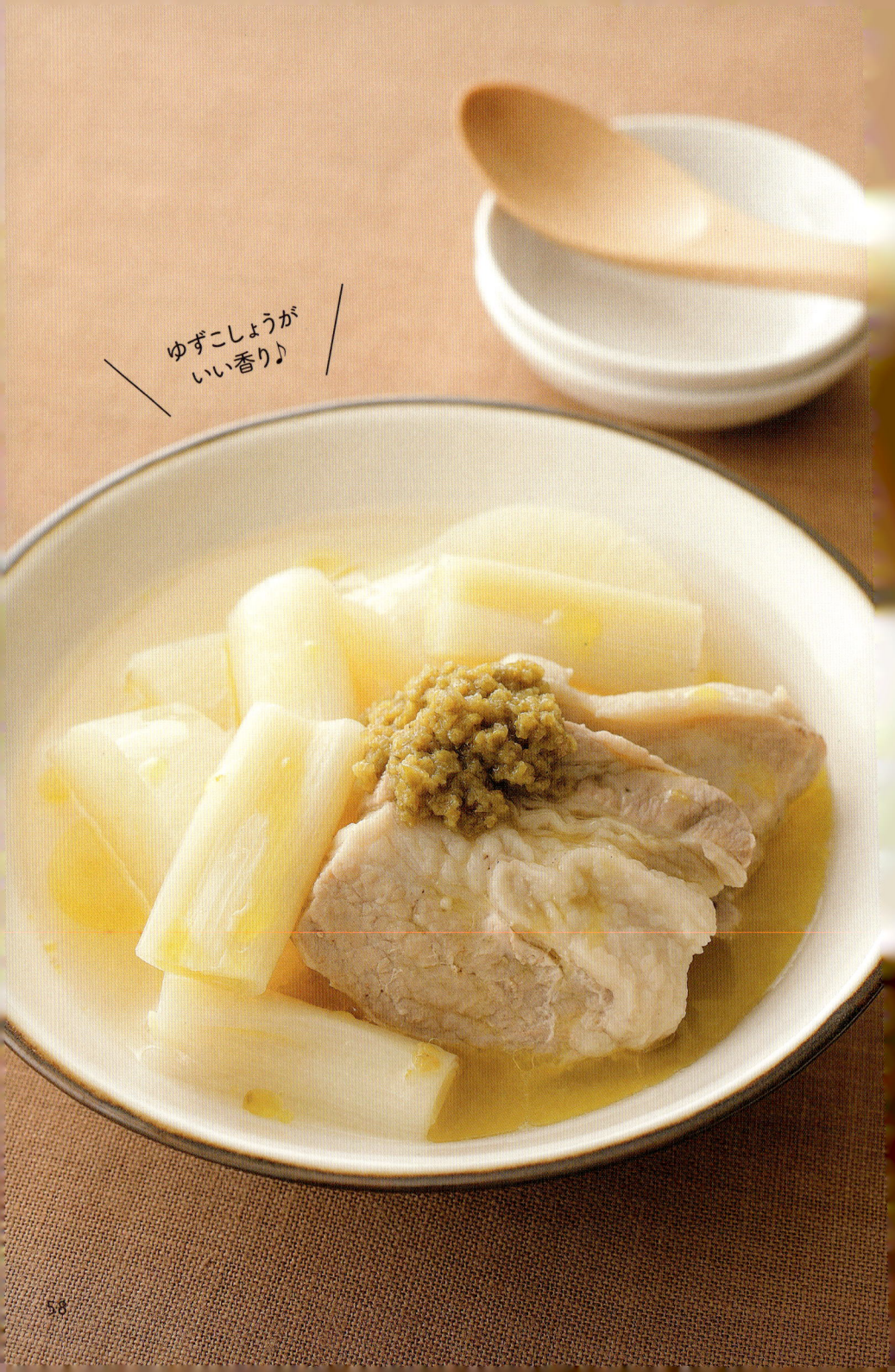

ゆずこしょうが
いい香り♪

大根と豚の角煮 ゆずこしょう風味

オリーブオイルとゆずこしょうですっきり上品に仕上げた角煮。
大根と肉が煮えてから長ネギを加えるとほどよい食感に。

材料（1人分）

大根……3cm長さ
豚ロース肉（塊）……200g
長ネギ……12cm
ショウガ（薄切り）……1/2かけ
水……1と1/2カップ
和風顆粒だし……小さじ1/2
塩……小さじ1/2
A ゆずこしょう……小さじ1
オリーブオイル……小さじ1

作り方

1 大根は1cm厚さの半月切りにし、皮をむく。豚ロース肉は4等分に切る。長ネギは4cm長さに切る。

2 鍋に大根、豚肉、ショウガ、水、和風顆粒だしを入れて中火にかける。煮立ったらアクを取り除き、落としぶたをして20分煮る。

3 長ネギ、塩を加えてさらに5分煮る。器に盛り、混ぜ合わせたAをのせる。

あまった大根で
➡P25 大根ベーコン
➡P81 大根のわさびマヨ

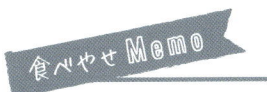

食べやせMemo

ネギは巡りを活発にする

体を温めて体内の巡りをよくしてくれるネギ。むくみや便秘などが気になるときにオススメです。じっくり煮込めば自然の甘みが楽しめるのもうれしい！

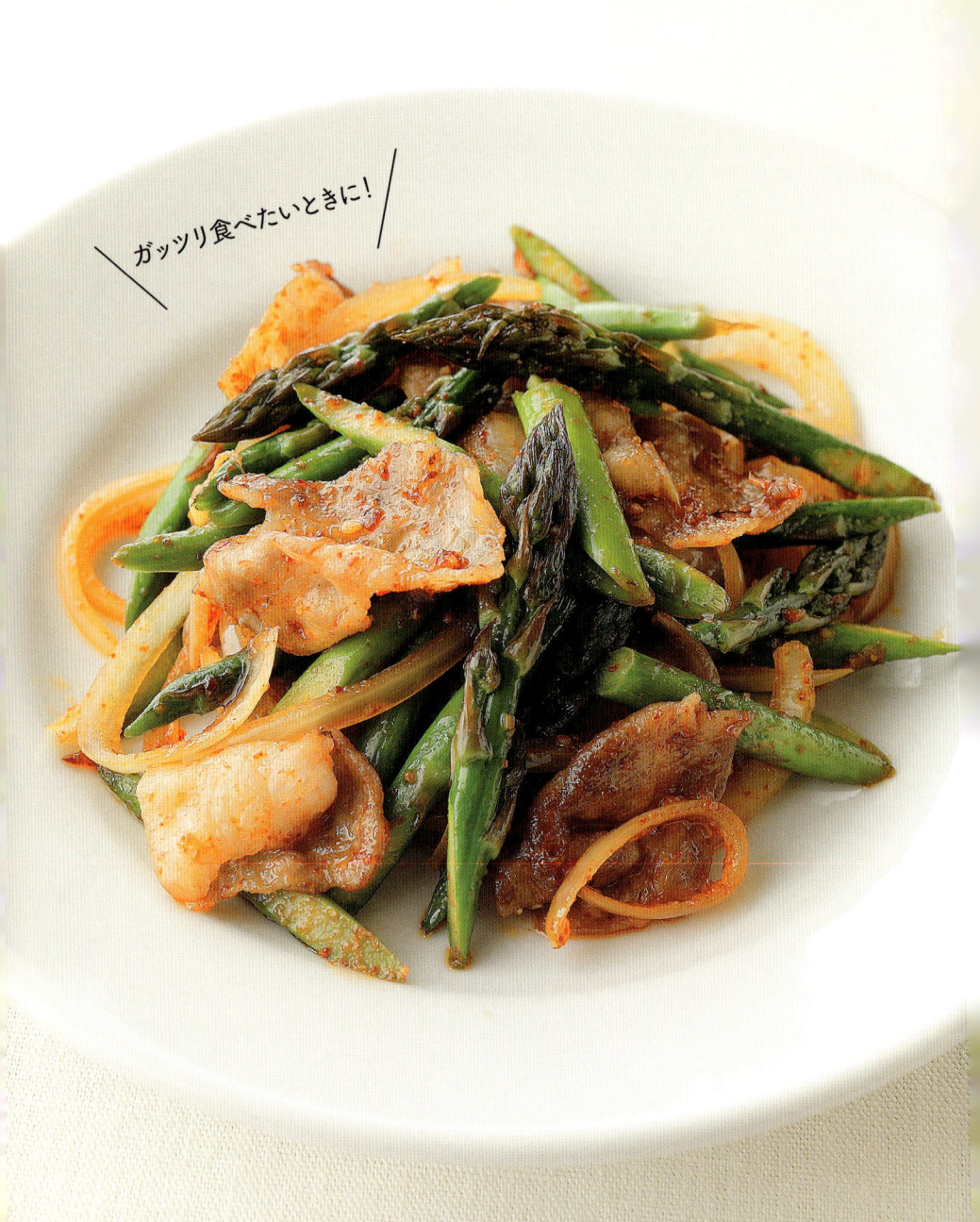

ガッツリ食べたいときに！

豚肉とアスパラの
ラー油炒め

豚バラと食べるラー油の旨みがぎゅっと詰まった、
どんな炒め物にも合う鉄板の味つけです。
豚肉を鶏肉に代えてもおいしい！

材料（1人分）

食べるラー油……大さじ1
豚バラ薄切り肉（3cm幅に切る）……75g
グリーンアスパラガス（斜め切り）
　……2〜3本
タマネギ（薄切り）……1/8個
しょうゆ……少々

あまったタマネギで

➡P38 セロリとタマネギのさっぱりサラダ
➡P40 豆腐のみそドレサラダ
➡P50 チキンソテー トマトソース
➡P63 ラタトゥイユ風
➡P82 肉みそ辛豆腐
➡P86 カツオのチャイニーズサラダ

作り方

1 フッ素樹脂加工のフライパンを中火にか
　け、豚バラ肉を入れて炒める。

2 豚バラ肉から脂が出てきたら、グリーンア
　スパラガスと玉ねぎを加えて炒める。野
　菜がしんなりしたら、食べるラー油、しょ
　うゆを加えて炒め合わせる。

食べやせMemo

ラー油は意外と低糖質

普段の料理にちょい足しするだけ
で、味に奥行きを与えてくれる「食べ
るラー油」。主な原料は油と香
味野菜なので、糖質は低め。ガツッ
と食べごたえがほしいときに。

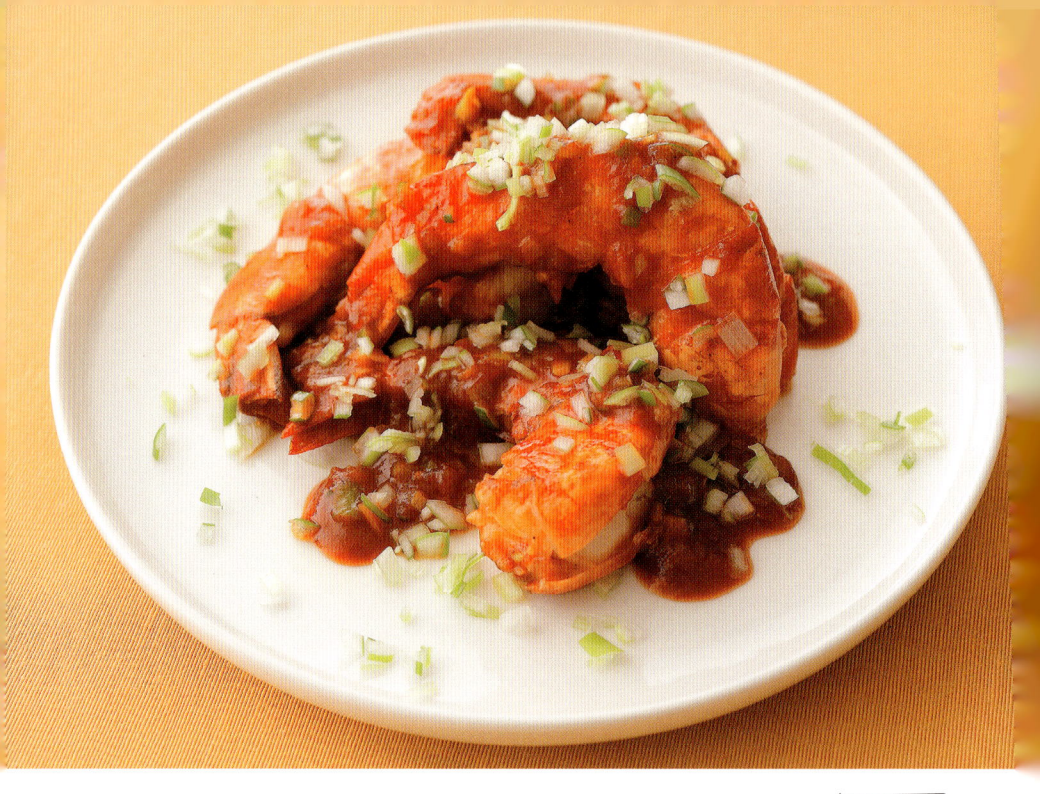

激辛エビチリ

豆板醤とチリソース、隠し味にペッパーソースを加えた辛さの三重奏。
辛さの奥にコクを感じます。

材料（1人分）

エビ（殻つき・大）……6尾
長ネギ（粗みじん切り）……1/4本
ニンニク（粗みじん切り）……1かけ
A［塩、片栗粉、水……各少々］
B［酒、塩、こしょう……各少々］
C［チリソース……大さじ1　水……大さじ3
　　顆粒中華だし……小さじ1/2　しょうゆ
　　……大さじ1　塩、こしょう……各少々］
豆板醤……小さじ1
ペッパーソース……少々
サラダ油……大さじ1

作り方

1 エビはハサミで背を開き、背ワタを取り除いて、尾の先もハサミで切り落とす。　Aをまぶして軽くもみ、水洗いして水気をよくふき、Bをまぶす。Cは混ぜ合わせておく。

2 フライパンにニンニクとサラダ油を入れて中火にかけ、ニンニクの香りがたったら**1**のエビを入れて炒める。エビの色が変わったら、豆板醤を加えて炒める。

3 Cを加えて炒め合わせ、汁気がなくなってきたらペッパーソースをふって混ぜる。器に盛り、長ネギを散らす。

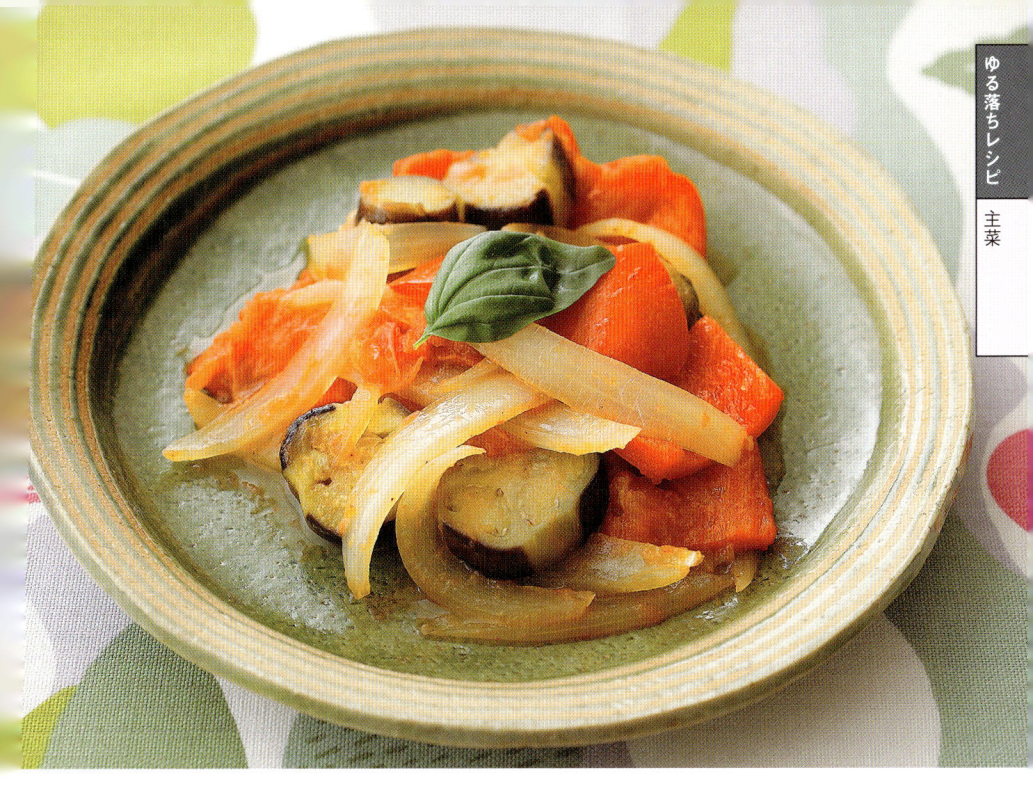

ラタトゥイユ風

《冷蔵》
2〜3日

野菜の甘みが楽しめるイタリアンなレシピ。
少し冷まして味をなじませてからどうぞ。

材料（1人分）

トマト（ざく切り）……1個
赤パプリカ（ざく切り）……1個
タマネギ（くし形切り）……1/4個
ナス……1本
塩……小さじ1/4
こしょう……少々
サラダ油……小さじ1
水……大さじ1
バジル（あれば）……適量

作り方

1 ナスは縞目にピーラーで皮をむき、1cm厚さの輪切りにし、水に5分ほどさらし、ザルにあげる。

2 フライパンに**1**、トマト、パプリカ、タマネギを入れ、塩、こしょう、サラダ油、水を加える。

3 ふたをして中火にかけ、6分ほど蒸し焼きにし、全体を大きく混ぜ合わせる。味をみて、塩、こしょう（分量外）で味をととのえる。器に盛って少し冷まし、あればバジルを飾る。

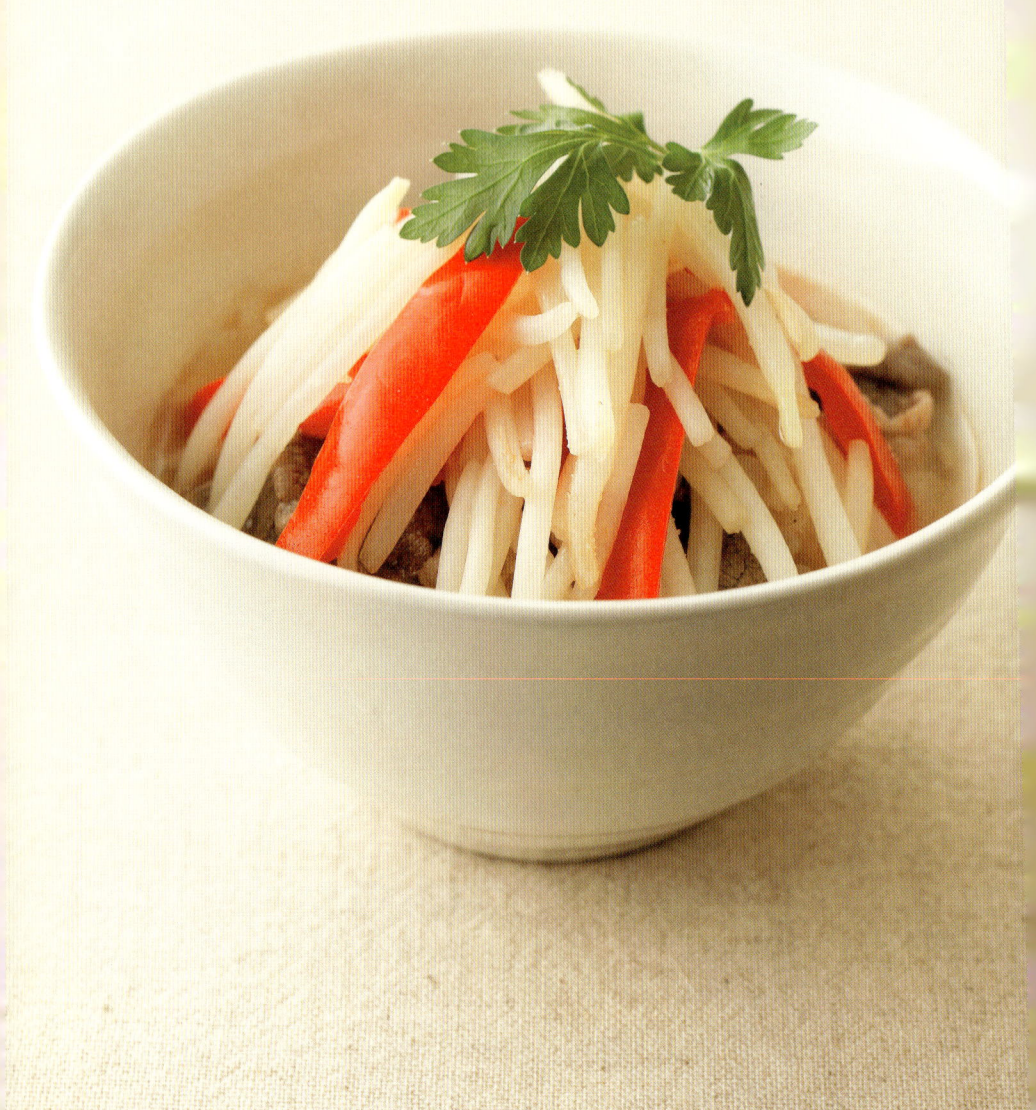

レモンの香りが
エキゾチック

エスニックスープごはん

その日の
うちに

ナンプラーが香るエスニックスープをごはんにかけて。
レモンの酸味で後味さっぱりといただけます。
香菜を加えれば、より本格的な味わいに。

材料（1人分）

モヤシ……1/2袋
赤ピーマン……1個
レモン汁……小さじ1
牛切り落とし肉……50g
A｜水……1カップ
　｜顆粒コンソメ……小さじ1/4
　｜ナンプラー……小さじ1
　｜塩、こしょう……各少々
香菜（あれば）……適量
もち麦入りごはん……100g

作り方

1 モヤシはひげ根を取って洗い、ザルにあげる。赤ピーマンは縦に細切りにする。

2 小鍋にAを入れて中火にかけ、煮立ったら牛切り落とし肉を入れる。肉の色が変わったら**1**を加え、2〜3分煮る。

3 器にごはんをよそい、**2**とレモン汁をかける。あれば香菜を飾る。

あまったモヤシで

➡P32 モヤシ&ショウガ炒め
➡P68 簡単ビビンバごはん

食べやせ Memo

もち麦ごはんで糖質ダウン

ごはんを炊くときは、白米にもち麦を混ぜて糖質ダウン。もち麦に含まれる食物繊維がインスリンの分泌を抑えて、血糖値が急上昇するのを防いでくれます。

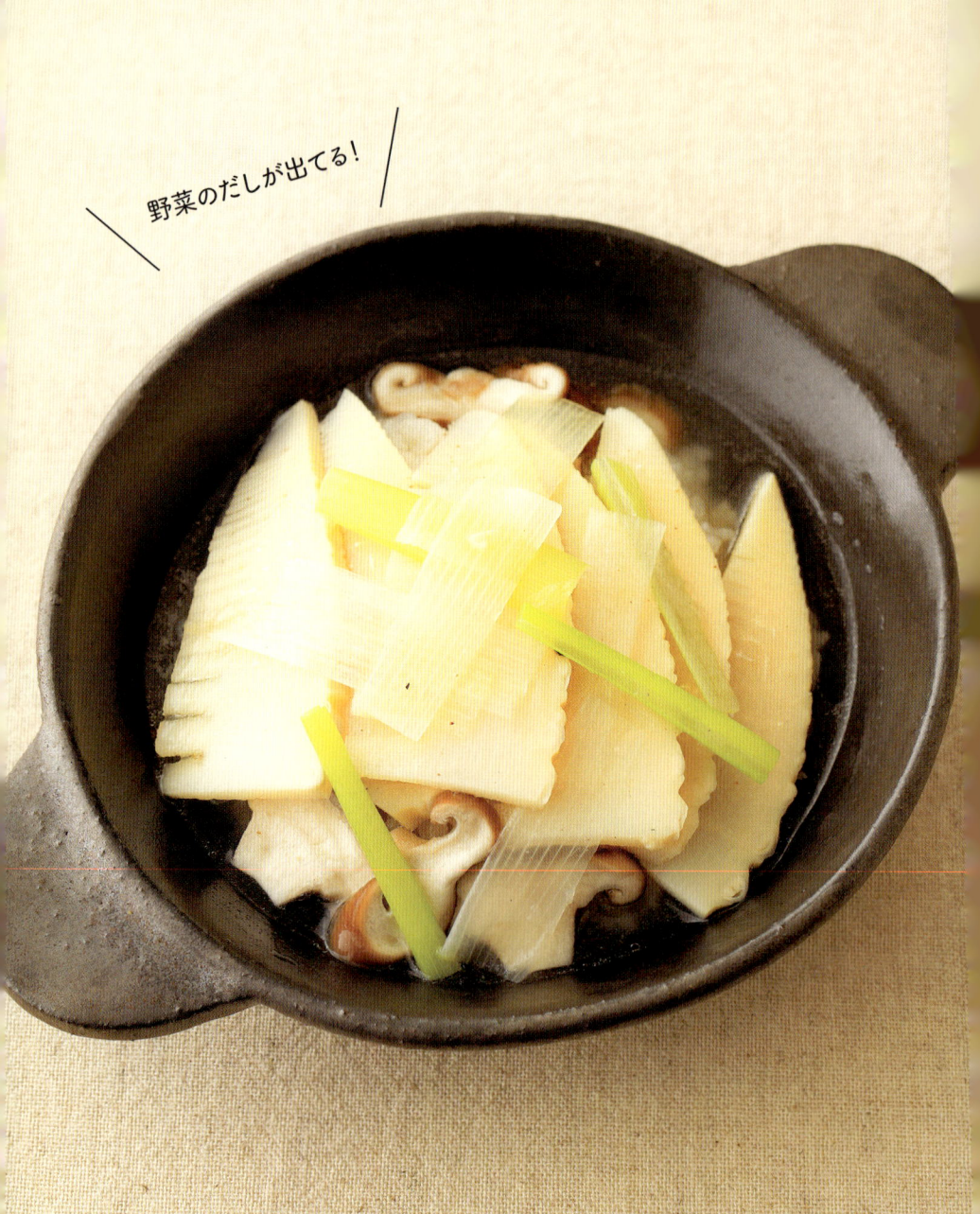

野菜のだしが出てる!

ベジクッパ

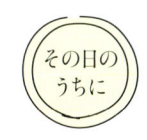

その日の
うちに

野菜たっぷりの中華スープをかけて、やさしい味わいに。
仕上げに溶き卵を加えてとじると満足度がアップします。

材料（1人分）

タケノコ（水煮）……小1/2個
シイタケ……2枚
長ネギ……5〜6cm
A｜水……1カップ
　｜顆粒中華だし……小さじ1/4
　｜塩……小さじ1/4
　｜こしょう……少々
ゴマ油……少々
もち麦入りごはん……100g

作り方

1 タケノコは薄切りに、長ネギは縦に細切り
に、シイタケは石づきを切り落として薄切
りにする。

2 小鍋にAを入れて中火にかけ、煮立ったら
1を加え、2〜3分煮る。

3 器にごはんをよそい、2とゴマ油をかける。

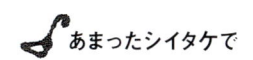 あまったシイタケで

➡P20 白身魚のキムチ煮

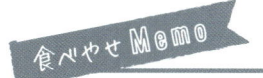 食べやせMemo

野菜でかさ増し

具材の野菜をかさ増することで、
ごはんの量を減らした分をカバー。
タケノコなど歯ごたえのある野菜
を選べばしっかりと満足感が得ら
れます。

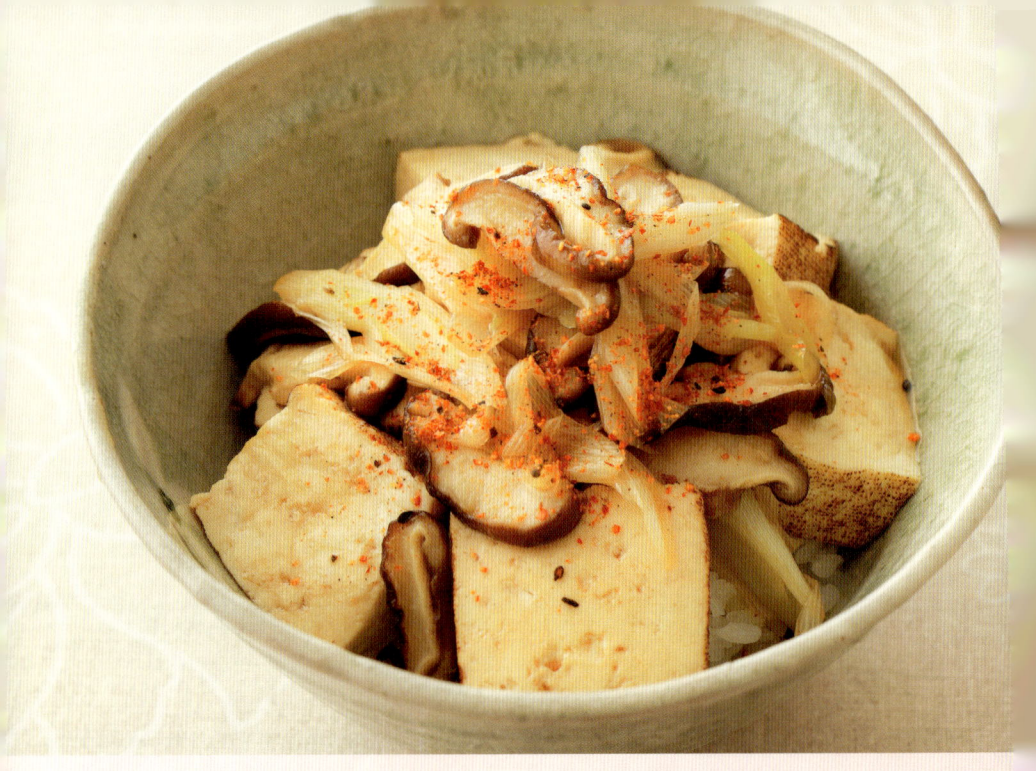

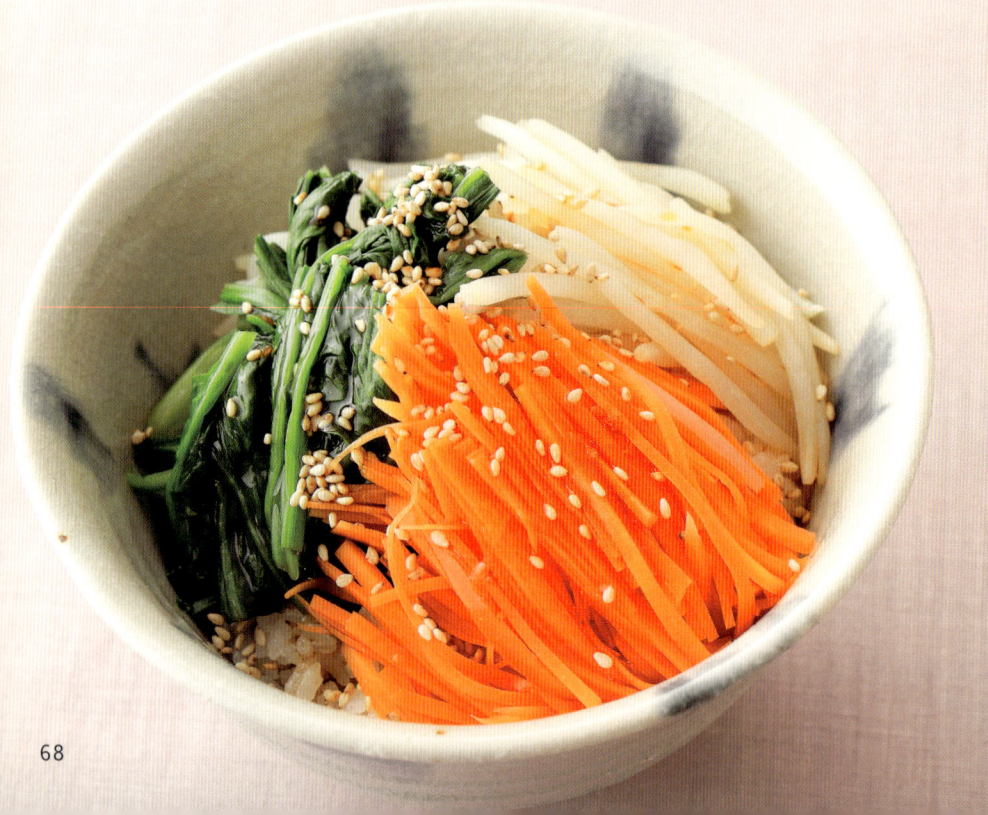

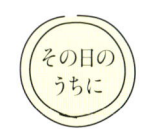

ネギ豆腐ごはん

フライパンひとつで完成するお手軽レシピ。
木綿豆腐を1丁使ってかさ増ししているので、ごはん少なめでもお腹大満足！

材料（1人分）

長ネギ……6cm
シイタケ……2枚
木綿豆腐……1丁
水……1/4カップ（50ml）
みりん……大さじ1/2
しょうゆ……大さじ1
七味唐辛子（好みで）……適量
もち麦入りごはん……100g

作り方

1 長ネギは斜め薄切りにする。シイタケは軸を切り落とし、薄切りにする。豆腐は食べやすい大きさに切る。

2 フライパンに**1**を入れ、水、みりん、しょうゆを加えてふたをし、中火にかける。沸騰したらふたをはずし、さらに3〜4分煮る。火を止め、そのまま2分ほどおく。

3 器にごはんをよそい、**2**を汁ごとかけ、好みで七味唐辛子をふる。

簡単ビビンバごはん

電子レンジで加熱した野菜にタレをかけるだけの簡単ビビンバをトッピング。
野菜の歯ごたえをゆっくり楽しんで。

材料（1人分）

モヤシ……1/3袋（80g）
ホウレンソウ……4株（100g）
ニンジン……1/4本（50g）
A｜ゴマ油……大さじ1/2
　｜塩……少々
　｜しょうゆ……小さじ1
　｜おろしニンニク……少々
もち麦入りごはん……100g
白いりゴマ……適量

※電子レンジの場合はグラム数によって加熱時間が異なります。野菜は（　）内のグラム表記を参考にしてください。

作り方

1 モヤシはひげ根を取って洗い、ザルにあげる。ホウレンソウは半分の長さに切る。ニンジンはせん切りにする。

2 それぞれの野菜をラップで包み、電子レンジで1分ずつ加熱する。ホウレンソウは水にさらし、水気をきる。

3 器にごはんをよそい、**2**をのせ、混ぜ合わせたAをかけ、白いりゴマを散らす。全体をよく混ぜて食べる。

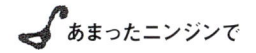 あまったニンジンで

➡P28 肉野菜炒め

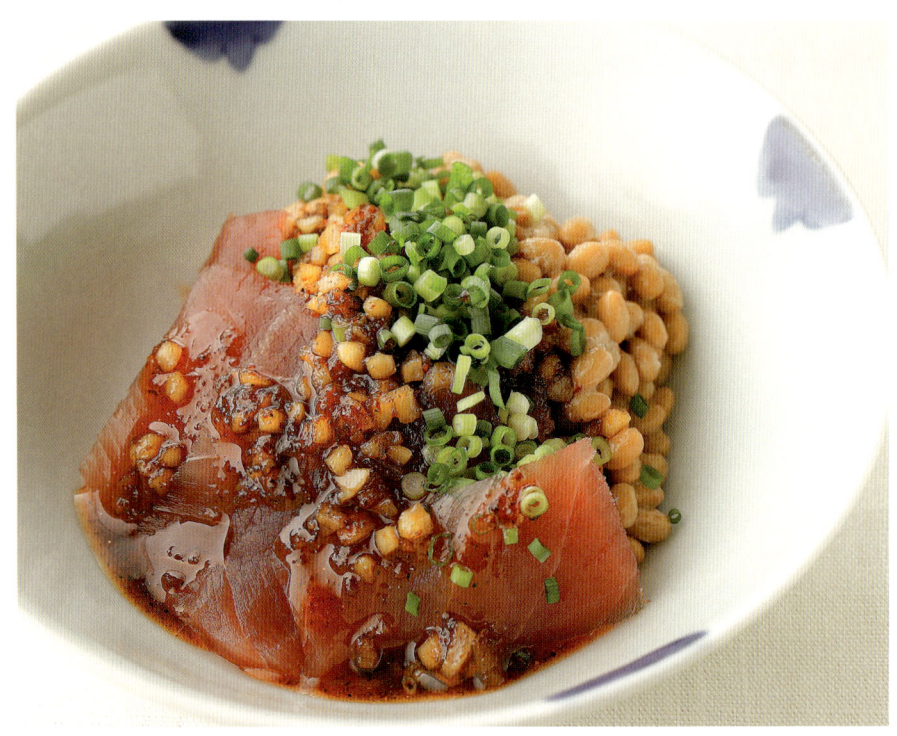

ピリ辛マグロ納豆

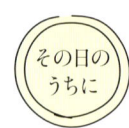
その日の
うちに

器に盛ってラー油をかけるだけの簡単レシピ。
卵黄を加えると、辛さが和らいでまろやかに。

材料（1人分）

食べるラー油……大さじ1
マグロ（刺身用）……80g
納豆……小1パック
万能ネギ（小口切り）……適量

作り方

1 器に納豆とマグロを盛る。

2 食べるラー油をかけ、万能ネギを散らす。

あまった納豆で

➡P72 納豆いなり

➡P79 キムチ納豆

ネギオムレツ

《冷蔵》
2〜3日

卵は低糖質なので一度に2個食べても大丈夫。
アルミホイルを使えば失敗知らず！

材料（1人分）

卵……2個
万能ネギ（小口切り）……4本
牛乳……大さじ1
塩……小さじ1/6
こしょう……少々
サラダ油……大さじ1/2
ミニトマト……1個

作り方

1 ボウルに卵を割りほぐし、万能ネギ、牛乳、塩、こしょうを加えてよく混ぜる。

2 フライパンにサラダ油を熱し、**1**を流し入れる。弱めの中火にして、ヘラで大きく混ぜながら火を通し、半熟の状態になったら1/3ほど折りたたみ、さらに半分にたたむ。

3 アルミホイルにのせてオムレツの形になるように包んで1〜2分おき、形が落ち着いたらアルミホイルをはずして器に盛り、ミニトマトを飾る。

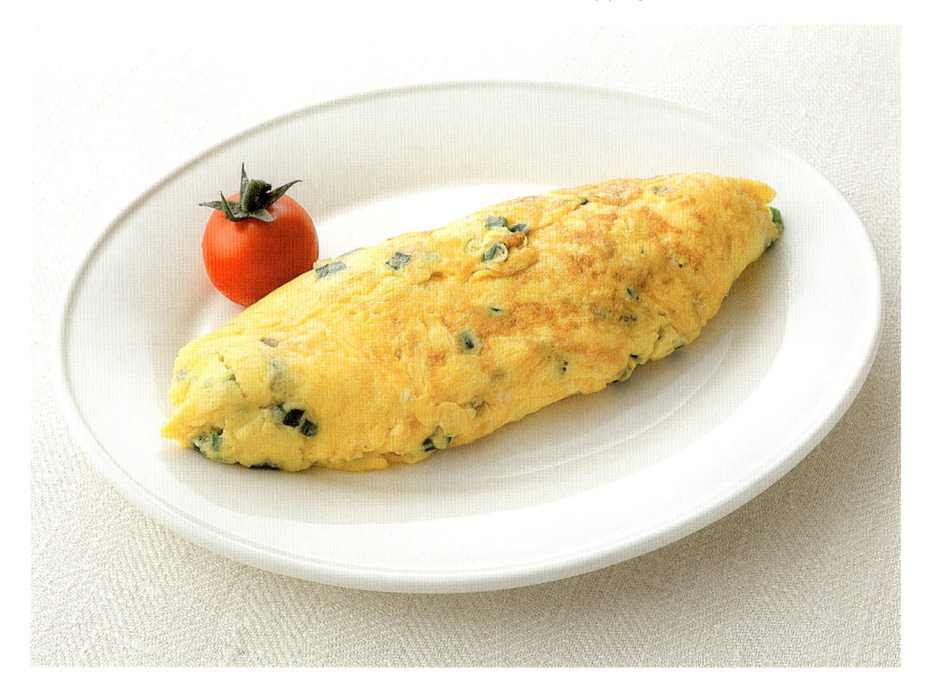

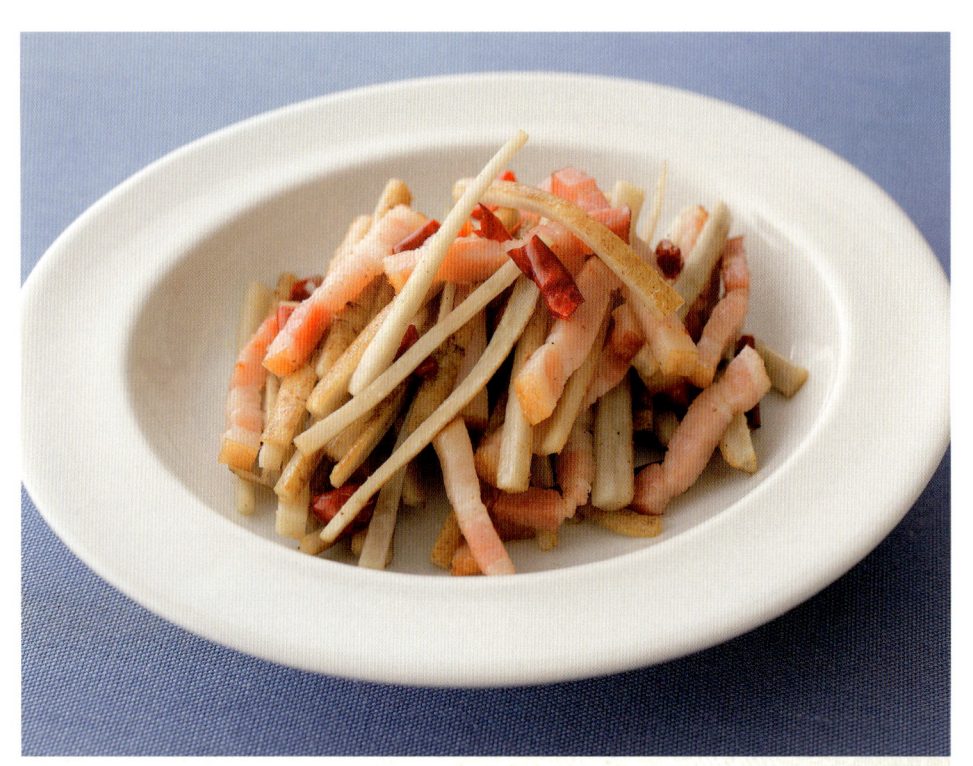

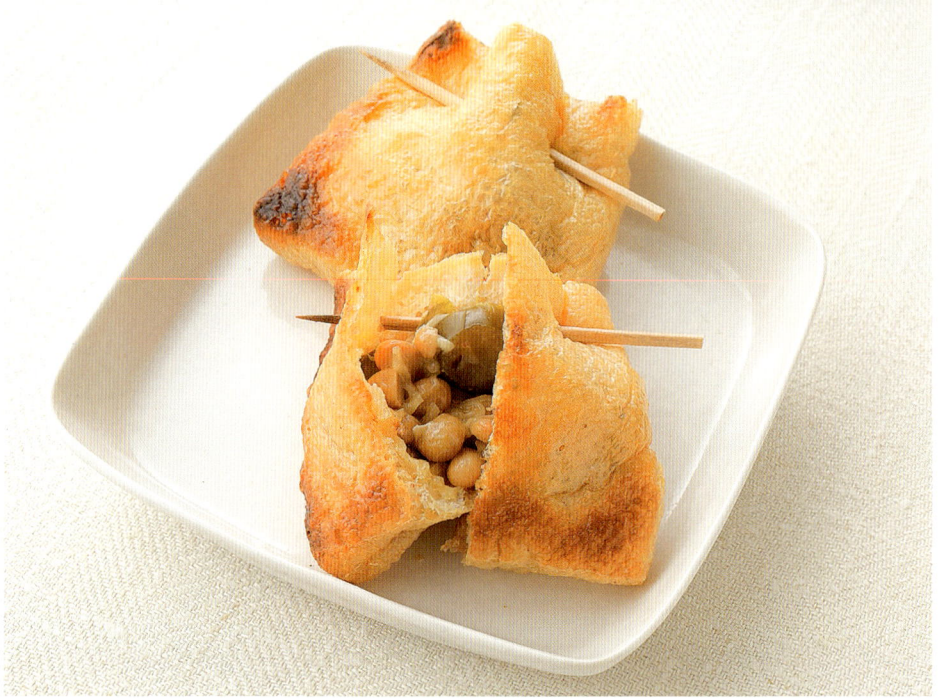

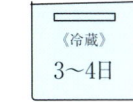
ゴボウとベーコンの辛み炒め

ゴボウはちょっと太めに切って歯ごたえを楽しんで。
ベーコンの旨みを生かした、シンプルな味つけです。

《冷蔵》
3〜4日

材料（1人分）

ゴボウ……1/2本
ベーコン（厚切り）……1枚
赤唐辛子……4本
サラダ油……大さじ1/2
塩、こしょう……各少々

作り方

1 ゴボウは4cm長さの細切りにし、水にさらす。ベーコンは細切りにする。赤唐辛子は種を取り除いて手でちぎる。

2 フライパンにサラダ油を熱し、**1**を入れて中火で炒める。塩、こしょうをしてさらに炒め合わせ、器に盛る。

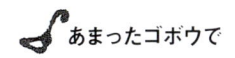 あまったゴボウで
➡P76 洋風キンピラ

納豆いなり

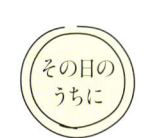
その日の
うちに

オーブンでカリッと焼き上げた油揚げの中から納豆がとろ〜り。
隠し味のチーズがコクをプラスしています。

材料（1人分）

油揚げ（いなりずし用）……4枚
納豆……2パック
プロセスチーズ
　（5〜6mm角に切る）……4枚
しょうゆ……少々

作り方

1 納豆にプロセスチーズ、しょうゆを加え混ぜ、油揚げに詰め、口を楊枝で留める。

2 オーブントースターで3〜4分、こんがりと焦げ色がつくまで加熱し、器に盛る。

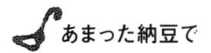 あまった納豆で
➡P70 ピリ辛マグロ納豆
➡P79 キムチ納豆

お手軽さがうれしい♪
簡単おかずと常備菜

メインディッシュにおかずが1品加わるだけで、食事の時間はもっと楽しくなる！
すぐに作れる簡単おかずと作り置きできる常備菜レシピをご紹介します。

簡単おかず すぐ作れる！ すぐおいしい！

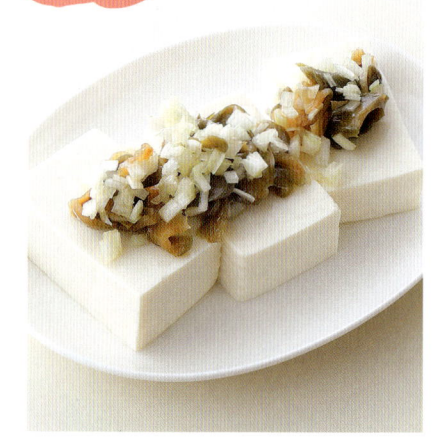

お酒とも好相性なデキる奴
ザーサイ奴

材料（1人分）

絹豆腐……1/2丁
ザーサイ（市販品）……20g
長ネギ（粗みじん切り）……1/8本
ゴマ油……少々

作り方

豆腐は3等分に切って器に盛り、ザーサイ、長ネギをのせ、ゴマ油をかける。

ゴマの香ばしさで満足感アップ
レタスのゴマあえ

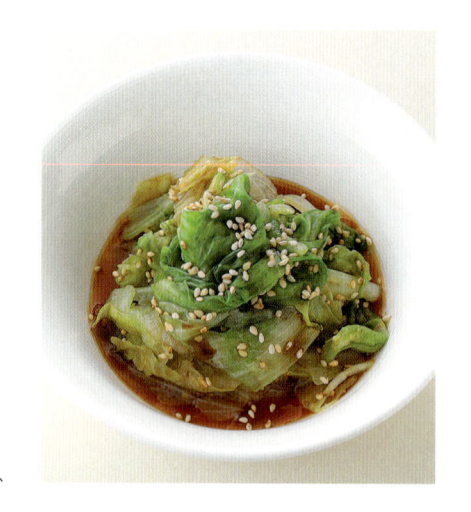

材料（1人分）

レタス（大きく手でちぎる）……4枚
A しょうゆ……大さじ1/2
　 酒……大さじ1/2
　 塩……少々
　 白いりゴマ……大さじ1

作り方

レタスはさっとゆでて水にさらして水気をきり、Aであえる。

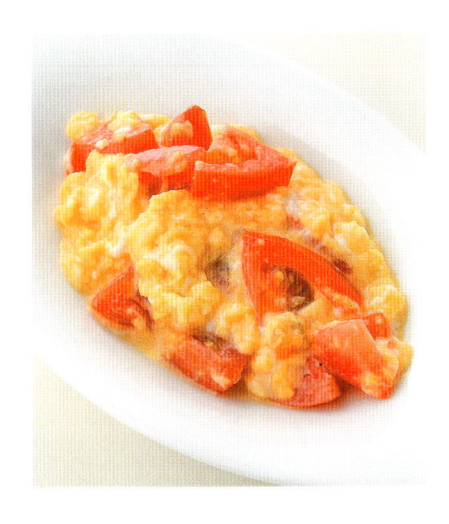

トマタマ

材料（1人分）

卵……1個
トマト（ざく切り）……1/2個
塩、こしょう……各少々
サラダ油……少々

作り方

小さなフライパンにサラダ油を入れて中火にかけ、溶きほぐした卵、トマトを入れる。混ぜながら火を通し、塩、こしょうで味をととのえる。

チーズと納豆がとろける！

納豆チーズオムレツ

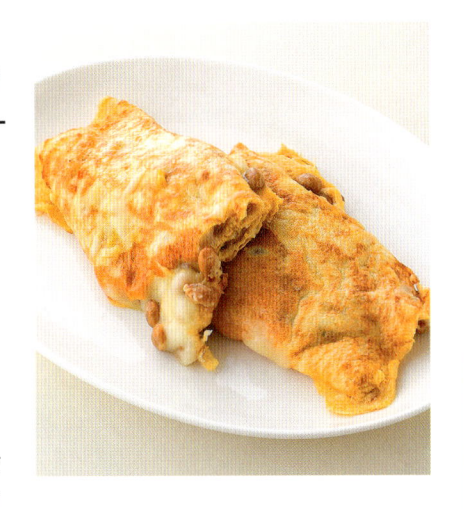

材料（1人分）

卵……1個
納豆……小1パック
ピザ用チーズ……大さじ1
しょうゆ……適量
サラダ油……少々

作り方

卵は溶きほぐして、納豆、ピザ用チーズを混ぜ合わせ、サラダ油を入れて中火で熱したフライパンに流し入れる。半熟状になったら両端を折りたたんで器に盛り、しょうゆをかける。

冷蔵庫で2～3日

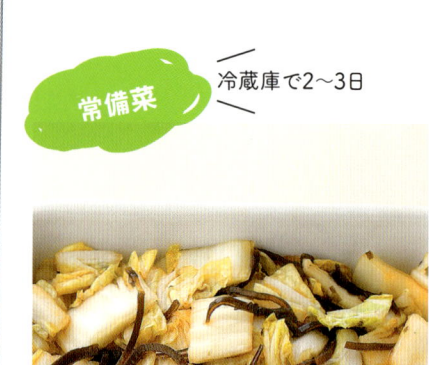

即席なのにいい味出てる!

白菜と塩昆布の即席漬け

材料

白菜(1cm幅に切る)……1枚
塩昆布(市販品)……10g
ゴマ油……少々

作り方

白菜、塩昆布、ゴマ油をビニール袋に入れ、軽くもみ、そのまま5分ほどおく。

野菜たっぷり&彩りがうれしい1品

洋風キンピラ

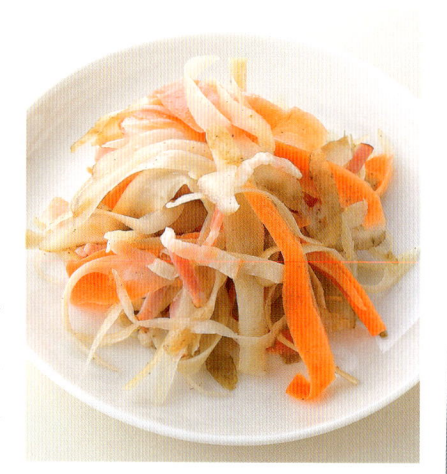

材料

ゴボウ……1/2本
ニンジン……1/3本
ベーコン……1枚
酒……大さじ1
塩……小さじ1/4
こしょう……少々
サラダ油
　　……小さじ1

作り方

1 ゴボウとニンジンはピーラーでささがきにし、ゴボウは5分ほど水にさらしてからザルにあげる。ベーコンは細切りにする。

2 フライパンにサラダ油を入れて中火にかけ、1を入れて炒める。酒を加えてさらに炒め、塩、こしょうで味をととのえる。

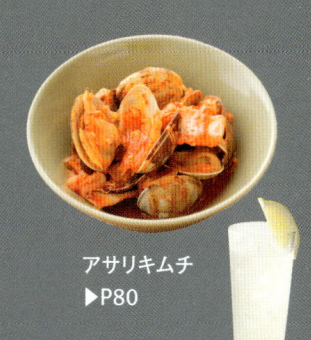

アサリキムチ
▶P80

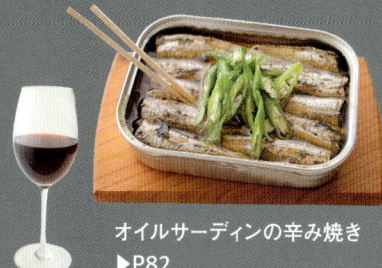

オイルサーディンの辛み焼き
▶P82

Chapter3
やせるおつまみ

ダイエット中はお酒は厳禁！ というイメージですが、
糖質の低いお酒とおつまみを選べば大丈夫。
食べる楽しみを犠牲にする必要はないのです！

ダイエット中だって
お酒が飲みたい♡

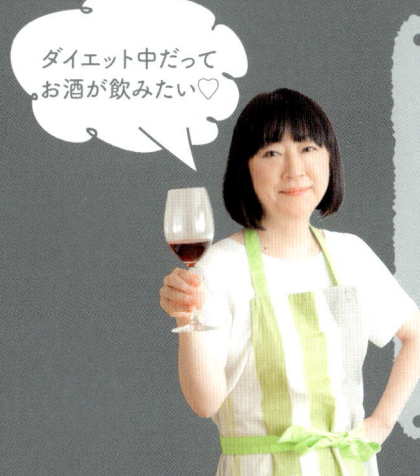

飲んでいいお酒・ダメなお酒

糖質制限中に飲むなら、基本的に糖
度がほぼゼロの蒸留酒がおすすめ。
醸造酒や果実酒は注意が必要です。

OK

- 焼酎
- ウイスキー
- ブランデー
- ジン
- ウオッカ
- ワイン(辛口)

NG

- ビール
- 日本酒
- 紹興酒
- 梅酒
- カクテル(甘口)

赤い
バーニャカウダ

豆板醤がきいた刺激的なバーニャカウダ。
ニンニクと牛乳を一緒に加熱することで、
ニンニクの風味がまろやかに。

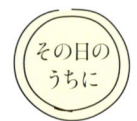

その日の
うちに

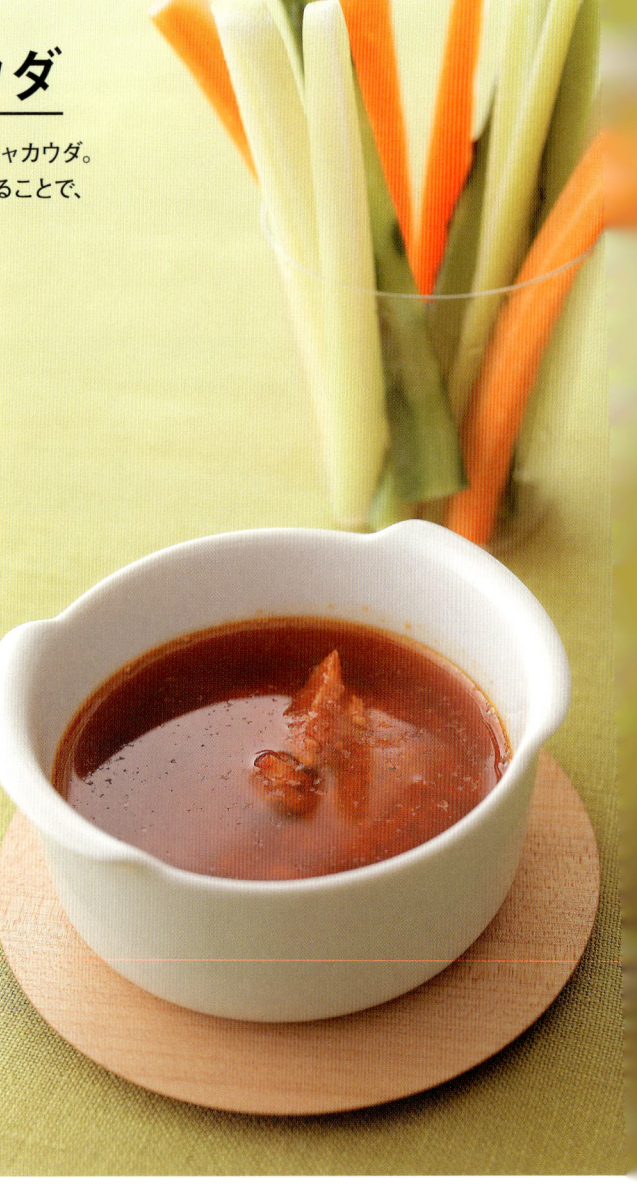

材料（1人分）

ニンジン……1本
キュウリ……1本
セロリ……1本
ニンニク……2かけ
牛乳……大さじ1
サラダ油……大さじ3
豆板醤……大さじ1
ナンプラー……大さじ2

作り方

1 ニンジン、キュウリ、セロリ
は縦長に食べやすく切る。

2 ニンニクは縦半分に切り、
耐熱容器に入れて牛乳を
加える。ふんわりとラップ
をかけて電子レンジで1分
加熱し、フォークの背など
でつぶす。

3 小さめのフライパンにサラ
ダ油、豆板醤、**2**を入れて弱
火にかけ、混ぜながら火を
通す。香りがたってきたら
火を止め、ナンプラーを加
え混ぜる。器に盛り、**1**に
つけて食べる。

あまったキュウリで

➡P36 冷や汁
➡P39 チョレギサラダ
➡P90 鶏皮キュウリ

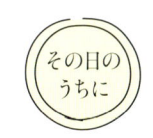

キムチ納豆

切って混ぜるだけなのに驚きのおいしさ！
発酵食品×発酵食品で酵素たっぷりです。

材料（1人分）

白菜キムチ（粗みじん切り）……30〜50g
納豆……1パック
しょうゆ……少々
万能ネギ（小口切り）……適量

作り方

1 納豆に白菜キムチ、しょうゆを加え混ぜて
　器に盛り、万能ネギをのせる。

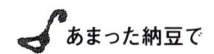 **あまった納豆で**

➡P70 ピリ辛マグロ納豆
➡P72 納豆いなり

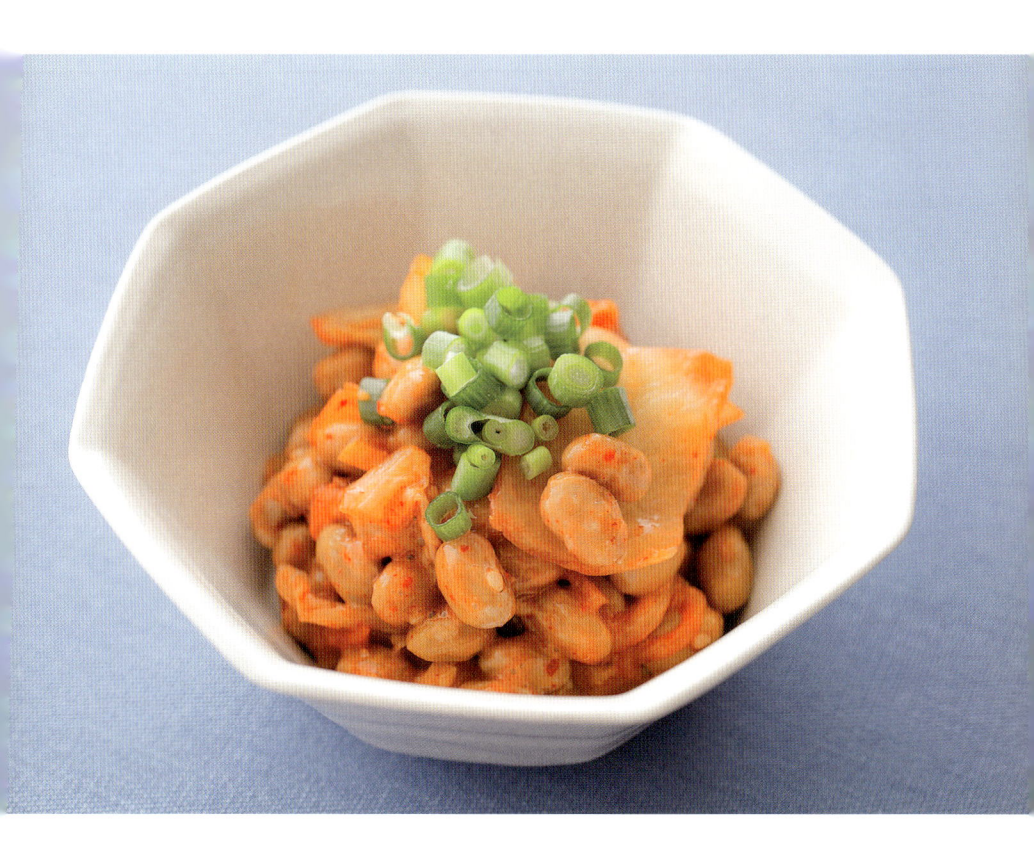

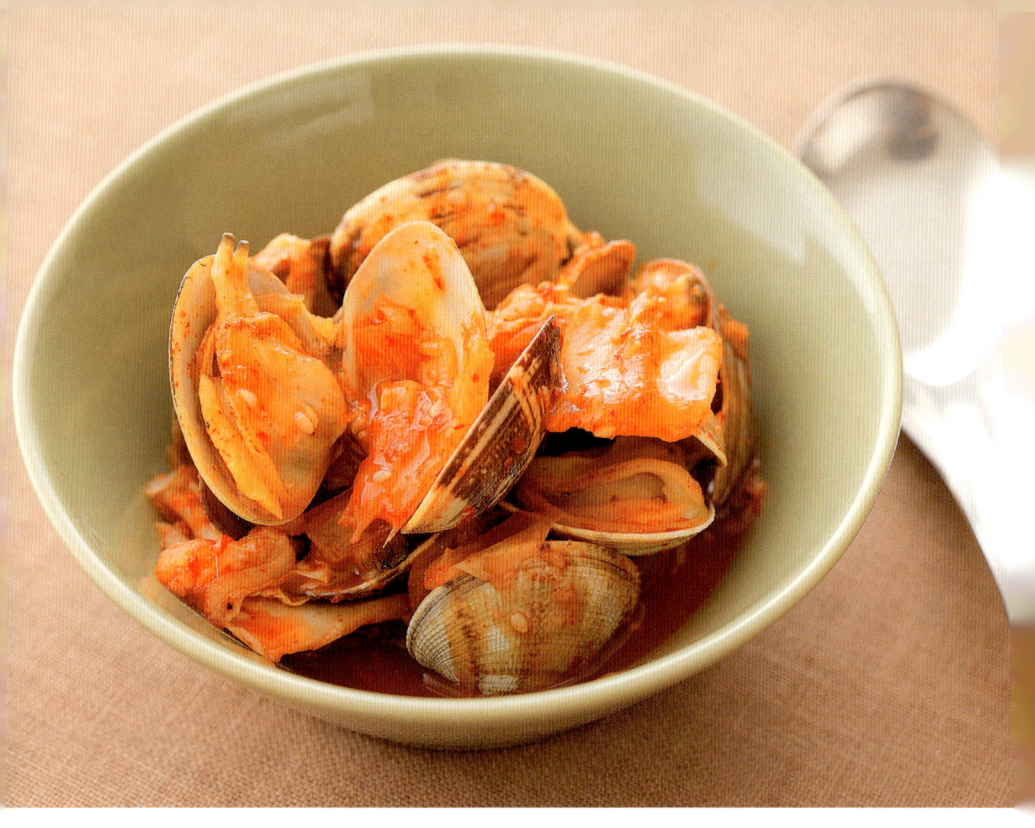

アサリキムチ

アサリの酒蒸しにキムチをプラス。
旨みの二乗でお酒が進みます。

材料（1人分）

アサリ（砂抜き済）……200g
白菜キムチ……100g
酒……大さじ2
しょうゆ……小さじ1

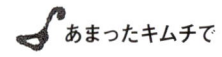 **あまったキムチで**

➡P20 白身魚のキムチ煮
➡P55 ゆで豚キムチ
➡P79 キムチ納豆

作り方

1 アサリは殻同士をこすり合わせるようにして洗い、フライパンに入れる。

2 1に白菜キムチ、酒、しょうゆを入れてふたをし、中火にかける。アサリの口が開いたら器に盛る。

のりチーズ重ね

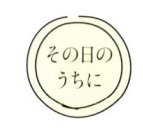その日の
うちに

のりとチーズとわさびを重ねて切るだけ。
3つの味のバランスが絶妙です！

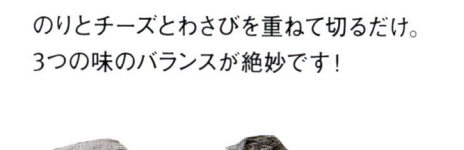

材料（1人分）

スライスチーズ……8枚
焼きのり……2枚
練りわさび……適量

作り方

1 焼きのりはスライスチーズの大き
さに合わせて切る。

2 チーズに練りわさびを塗り、のり
を重ねる。これを8枚分繰り返
す。8等分に切り分け、器に盛
る。

大根のわさびマヨ

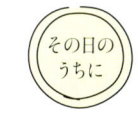その日の
うちに

切ってあえるだけの簡単ステップ。
しゃきしゃきした食感とほどよい辛みでお酒が進みます。

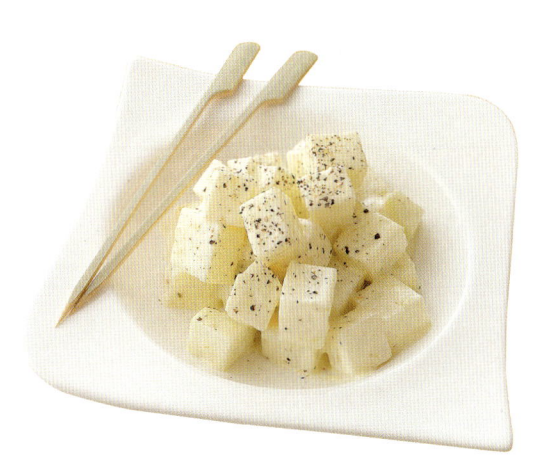

材料（1人分）

大根……3cm
マヨネーズ……大さじ1
練りわさび……小さじ1
粗びき黒こしょう……適量

作り方

1 大根は皮をむき、1〜2cmの角切
りにする。

2 1にマヨネーズと練りわさびを加
えて混ぜ、器に盛る。粗びき黒こ
しょうをふる。

肉みそ辛豆腐

体の内側からじんわり温まる辛さと熱さ！
青唐辛子の本数で辛さを調節して。

《冷蔵》
2〜3日

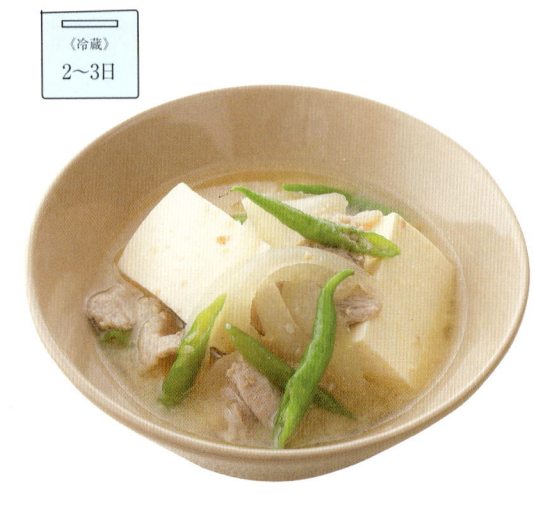

材料（1人分）

絹豆腐……1/2丁
豚肩ロース薄切り肉……60g
タマネギ（薄切り）……1/4個
青唐辛子（斜め薄切り）……3、4本
みそ……大さじ1強
水……1カップ
和風顆粒だし……小さじ1/2
サラダ油……小さじ1

作り方

1 絹豆腐は4等分に切る。豚肩ロース
　薄切り肉は2〜3cm幅に切る。

2 鍋にサラダ油を熱し、豚肉を入れて中
　火で炒め、肉の色が変わったらタマネ
　ギを加えて炒める。水、和風顆粒だ
　しを加える。

3 みそを加え混ぜ、青唐辛子、豆腐を加
　え、弱火で1分ほど煮て、器に盛る。

オイルサーディンの辛み焼き

《冷蔵》
2〜3日

缶ごと焼いたオイルサーディンに、
薬味として青唐辛子をたっぷりと。

材料（1人分）

オイルサーディン（缶詰）……1缶
しょうゆ……小さじ1/2
青唐辛子（斜め薄切り）……2、3本

作り方

1 オイルサーディンの缶を開け、しょ
　うゆをたらす。缶ごとオーブントー
　スターに入れ、8分加熱する。

2 缶のまま耐熱の器などにのせ、
　青唐辛子をのせる。

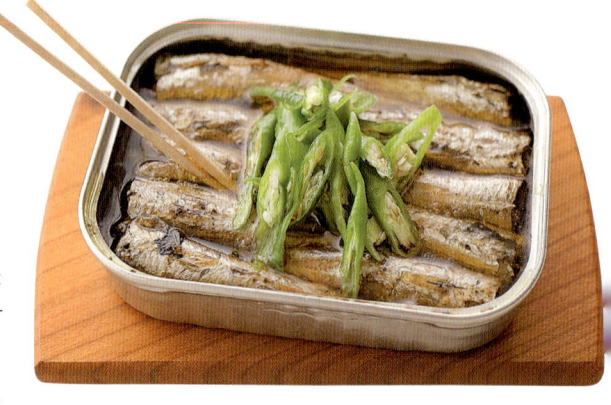

アサリ漬け

《冷蔵》
3〜4日

あさりの旨みと
唐辛子の辛みが見事にマッチ。
冷蔵庫で寝かせて
味をしっかりなじませて。

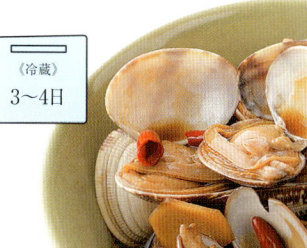

材料（1人分）

アサリ（殻つき）……300g
赤唐辛子……4本
ショウガの薄切り……5枚
長ネギの青い部分……1/2本分
水……2カップ
A｜しょうゆ……大さじ4
　｜紹興酒または酒……大さじ3
　｜酢……小さじ1/2

作り方

1 アサリは砂抜きをし、殻同士を合わせてよく洗う。赤唐辛子は種を取り除く。

2 密閉容器にショウガ、長ネギ、赤唐辛子を入れ、Aを合わせておく。

3 鍋に水とアサリを入れて中火にかけ、口が開いたアサリから順に**2**に入れていく。ゆで汁をザルでこして加え、冷めたら冷蔵庫に移して1日以上おく。

赤塩辛

《冷蔵》
2〜3日

一味唐辛子で真っ赤に染まった塩辛。
青ジソを敷いて見た目も鮮やかに。

材料（1人分）

イカの塩辛……大さじ山盛り1
一味唐辛子……適量
青ジソ（あれば）……1枚

作り方

イカの塩辛に一味唐辛子を混ぜ、
あれば青ジソを敷いた器に盛る。
さらに一味唐辛子をふる。

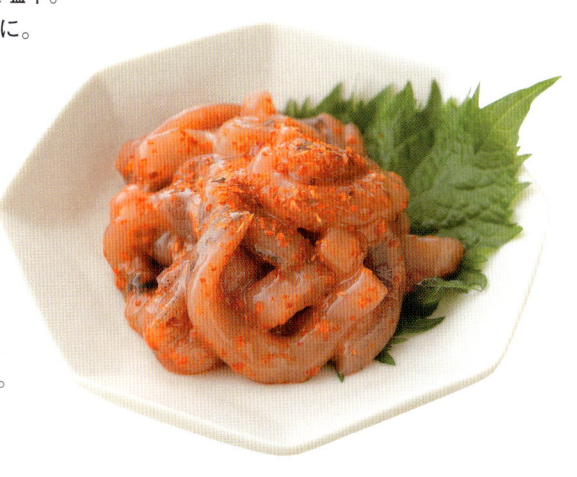

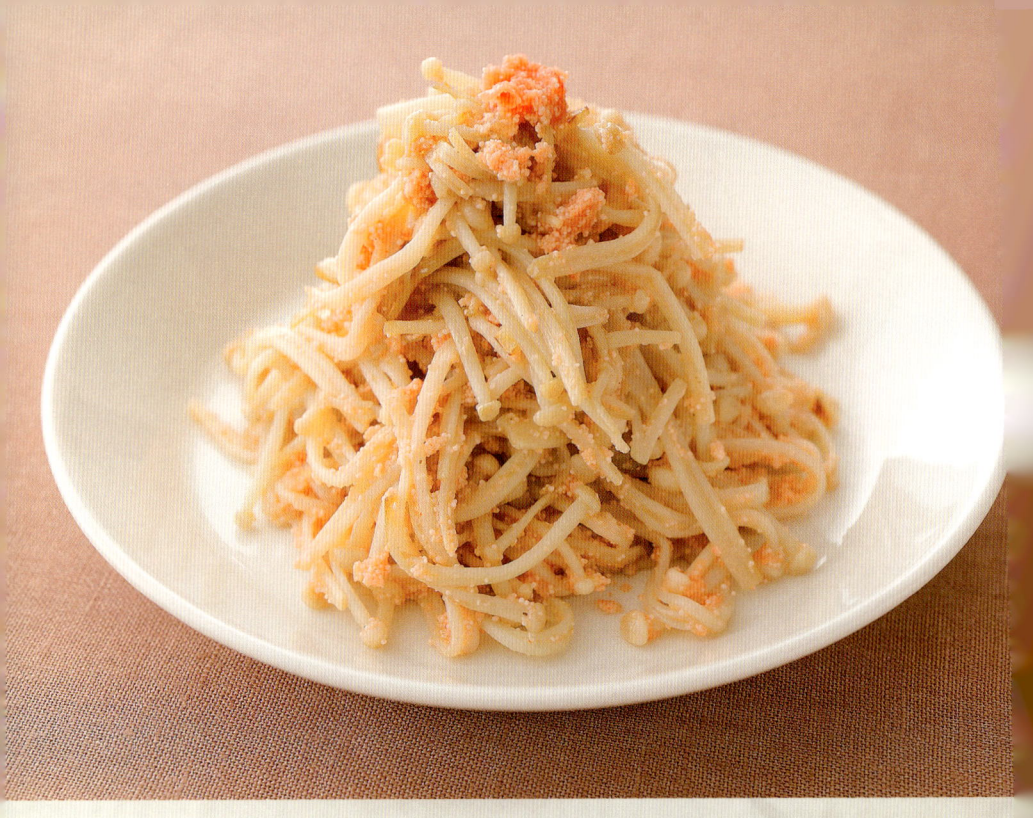

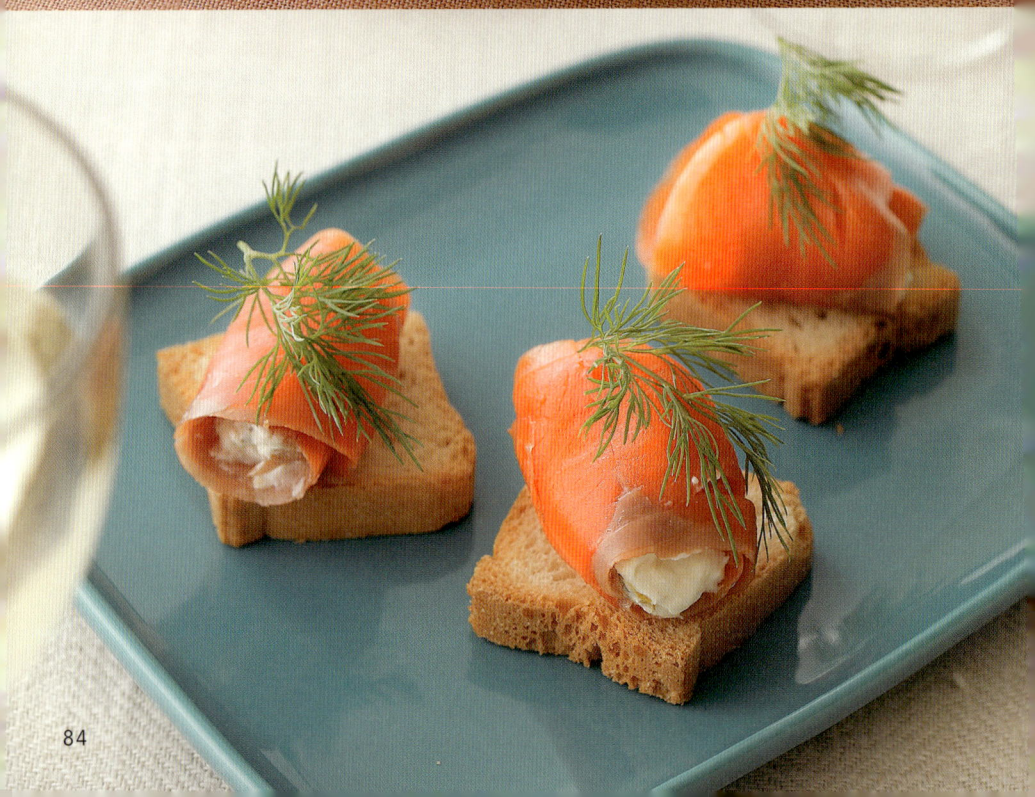

エノキの辛子明太子炒め

《冷蔵》
2～3日

オリーブオイルとニンニクで洋風に。
辛子明太子のプチプチ食感が絶妙です。

材料（1人分）

エノキダケ……1袋
ニンニク（粗みじん切り）……1かけ
辛子明太子……60g
オリーブオイル……小さじ2
塩、こしょう……各少々

作り方

1 エノキダケは根元を切り落とし、粗くほぐす。

2 フライパンにオリーブオイルとニンニクを入れて中火にかけ、ニンニクの香りがたってきたら**1**とほぐした辛子明太子を加える。

3 エノキがしんなりしてきたら、塩、こしょうで味をととのえ、器に盛る。

チーズのサーモン包み

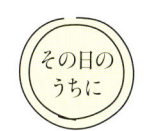

その日の
うちに

スモークサーモンとクリームチーズは好相性。
ワインに合わせてどうぞ。

材料（1人分）

スモークサーモン……6切れ
クリームチーズ……50g
塩、こしょう……各少々
全粒粉クラッカー……適量
ディル（あれば）……適量

※クラッカーは全粒粉のものを少しだけならOK。

作り方

1 クリームチーズは室温にもどし、塩、こしょうを加えて混ぜる。

2 **1**をスモークサーモンで包み、全粒粉クラッカーにのせる。あればディルを飾る。

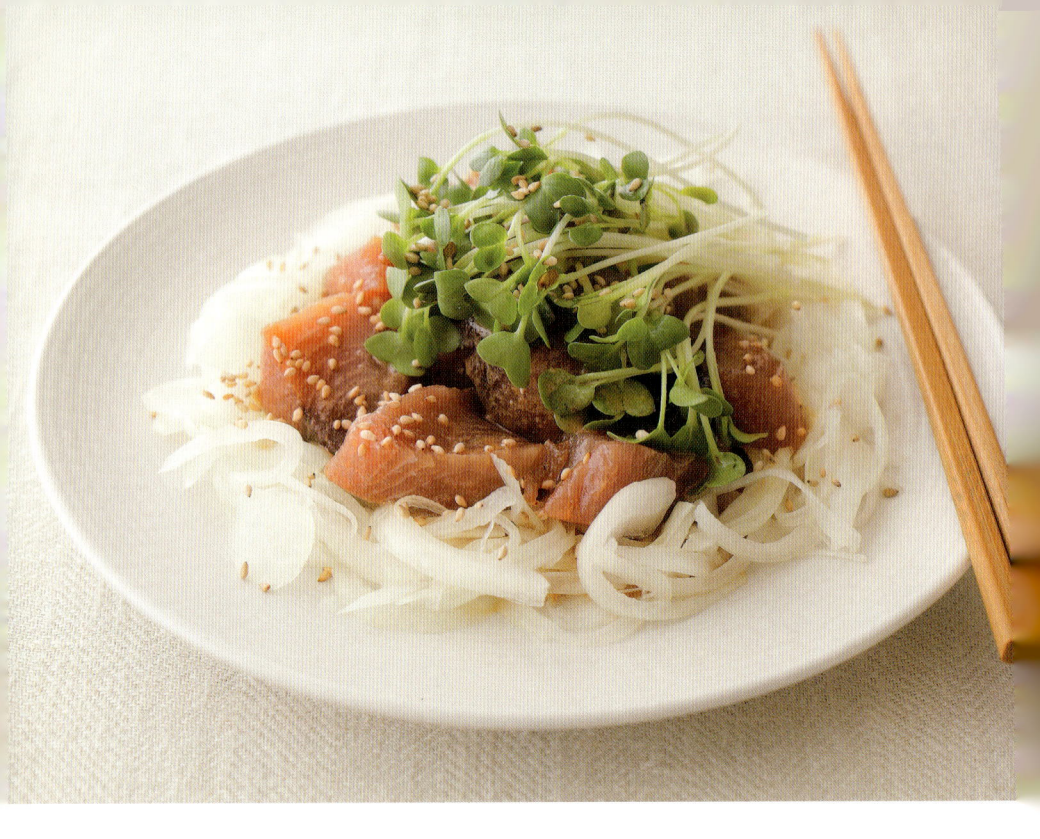

カツオのチャイニーズサラダ

からしがきいたドレッシングがツンと刺激的！
辛さが喧嘩しないように、タマネギは塩もみを忘れずに。

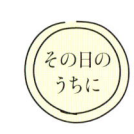
その日の
うちに

材料（1人分）

カツオ（刺身用）……160g
タマネギ……1/2個
カイワレ大根……1/2パック
A｜練りからし、しょうゆ……各大さじ1
　｜酢……大さじ1/2
ゴマ油……大さじ1/2
白いりゴマ……適量

作り方

1 タマネギは薄切りにして塩小さじ1/2（分量外）をまぶして1分おいてもみ、水洗いして水気を絞る。カイワレ大根は根を切り落とす。

2 ボウルにAを入れて混ぜ、ゴマ油を加えて混ぜる。カツオの刺身を加え、全体をあえる。

3 器にタマネギを盛り、真ん中に**2**を盛る。カイワレ大根をのせ、白いりゴマをふる。

タクアンと唐辛子炒め

《冷蔵》
4〜5日

タクアンを切って唐辛子と炒め合わせるだけ。
簡単なのに旨みと辛さがあとを引きます。

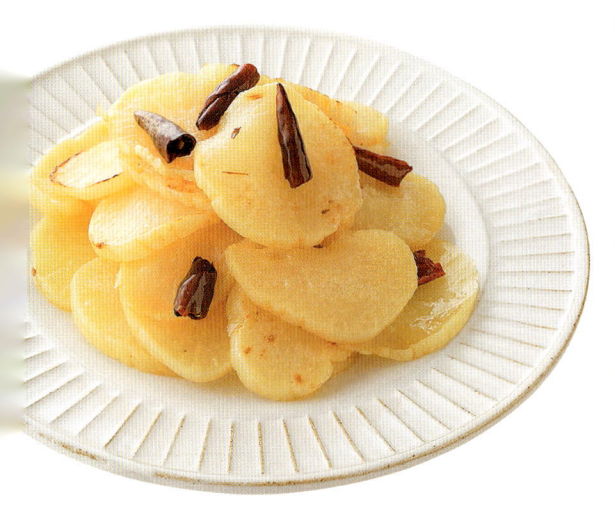

材料（1人分）

タクアン（薄切り）……1/2本
赤唐辛子……4本
サラダ油……小さじ1
しょうゆ……少々

作り方

1 赤唐辛子は種を取り除き、半分
にちぎる。

2 フライパンにサラダ油を熱し、**1**
とタクアンを入れて中火で炒め
る。しょうゆを加えさっと炒め合
わせ、器に盛る。

チーズせんべい

《冷蔵》
2〜3日

チーズ100％の濃厚せんべい。
冷めてパリッとしたときが食べごろ。

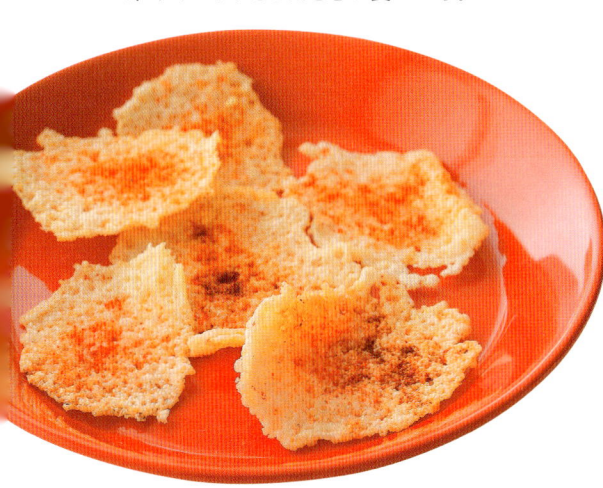

材料（1人分）

粉チーズ……大さじ3
チリペッパー……適量

作り方

1 フッ素樹脂加工のフライパンに、
粉チーズを大さじ1/2ずつ2カ
所ほどのせ、平らにならす。チリ
ペッパーをふり弱火にかける。

2 チーズが溶けて周りが焦げ始め
たら火を止め、ヘラを使ってはが
して取り出す。同じようにして残
りも焼く。

※はがした直後はやわらかいですが、冷め
るとパリッと固くなります。

カブのミルフィーユ

《冷蔵》
2〜3日

すっきりした辛さが爽快なおつまみ。
カブは葉を残して大胆に盛りつけて。

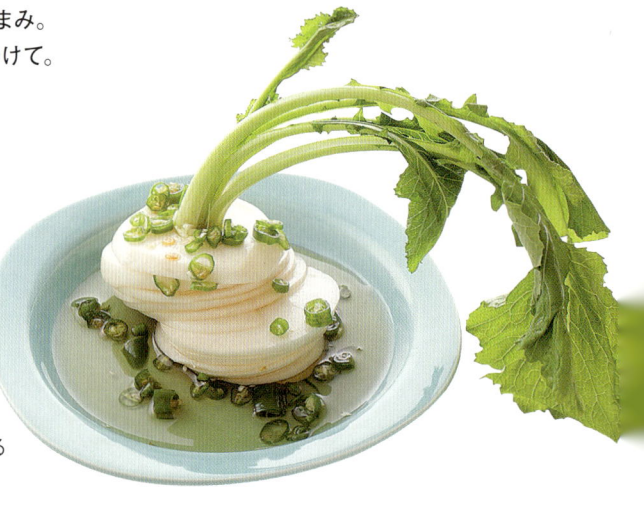

材料（1人分）

カブ……1個
青唐辛子（小口切り）……2本
A｜ナンプラー……大さじ1
　｜酢……小さじ1

作り方

1 カブは茎の根元についている
　　泥を洗い流し、横に薄く切る。

2 青唐辛子とAを混ぜ合わせる。

3 **1**を器に盛り、**2**をかける。

ナスのからし漬け

《冷蔵》
4〜5日

ナスの浅漬けにからしの風味をプラス。
刺激たっぷりのおつまみに変身！

材料（1人分）

ナスの浅漬け（市販品）……2本分
A｜練りからし……小さじ2
　｜みりん……大さじ1/2
　｜しょうゆ……小さじ1

作り方

ナスの浅漬けの水気をきり、混ぜ合
わせたAを加え混ぜ、器に盛る。

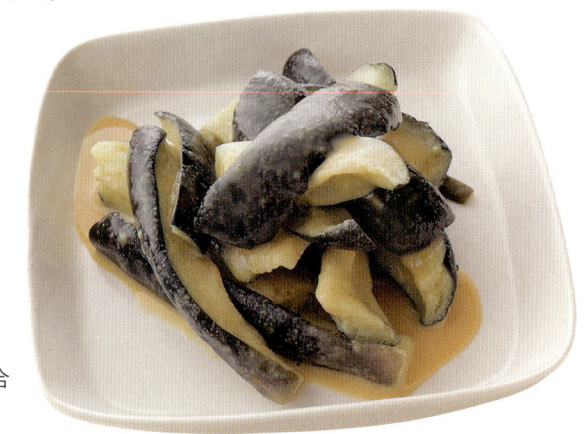

ササミの
ゆずこしょうあえ

さっぱりしたササミに
ゆずこしょう、長ネギ、
ショウガをのせて
パンチある味わいに。

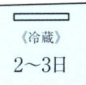
《冷蔵》
2〜3日

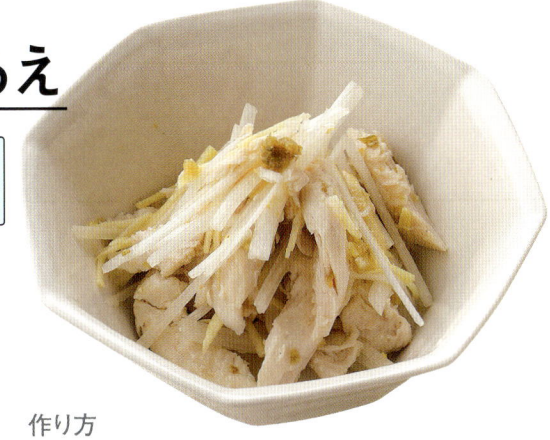

材料（1人分）

鶏ササミ肉……2本
長ネギ（せん切り）……1/6本
ショウガ（せん切り）……1かけ
A｜塩、酒、ゆずこしょう……各少々
B｜ゆずこしょう……小さじ1/2
　｜酢、ゴマ油……各少々

作り方

1 鶏ササミ肉は筋を取り除き、Aをまぶして耐熱皿にのせる。ラップをかけ、電子レンジで2分加熱する。

2 粗熱がとれたら手で割き、長ネギ、ショウガと合わせ、Bを加えて全体をあえ、器に盛る。

厚焼き卵の
おろしゆずこしょう

だしのきいた厚焼き卵に、
大根おろしとゆずこしょうが
よく合います。

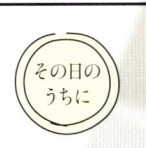
その日の
うちに

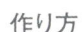

材料（1人分）

卵……2個
A｜だし汁……大さじ2
　｜片栗粉……小さじ1
　｜しょうゆ……小さじ1
　｜塩……少々
大根おろし……大さじ2
ゆずこしょう……小さじ1
サラダ油……大さじ1/2

作り方

1 卵はボウルに割りほぐし、Aを加えてよく混ぜる。

2 卵焼き器にサラダ油を熱し、**1**の1/3量を流し入れ、弱めの中火で焼く。端から巻き、空いたところに1/3量の**1**を入れて焼き、端から巻く。残りも同じように焼いて取り出す。

3 粗熱がとれたら食べやすい大きさに切って器に盛る。大根おろしとゆずこしょうを混ぜ合わせて添える。

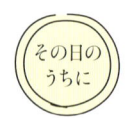

ホタテのからし酢みそ

からし酢みそがホタテの甘みを引き立てる!
レモンスライスとカイワレ大根で華やかに。

材料（1人分）

ホタテ貝柱（刺身用）……6個
レモン（半月切り）……8枚
A｜練りからし……大さじ1/2
　｜みそ……大さじ1/2
　｜みりん……大さじ1
カイワレ大根（2cm長さに切る）……1/4パック

作り方

器にレモンスライスを敷き、ホタテ貝柱を盛り、
混ぜ合わせたAをかける。カイワレ大根を飾る。

鶏皮キュウリ

ラー油の辛みがアクセントに。
ついついおはしが進む名品おつまみです。

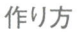
《冷蔵》
2〜3日

材料（1人分）

鶏皮……20〜30g
キュウリ（細切り）……1/2本
ショウガ（せん切り）……1かけ分
酢、しょうゆ……各小さじ1
ラー油……小さじ1

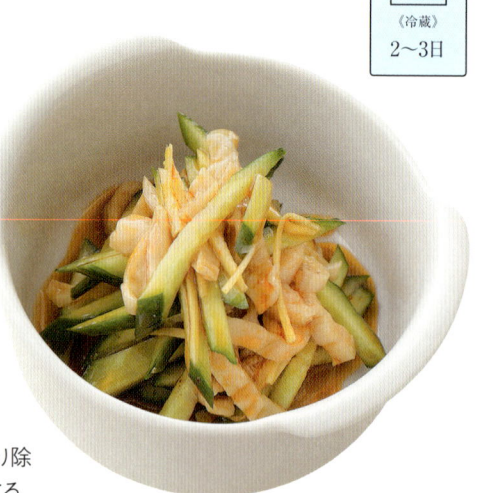

作り方

1 鶏皮（P52「蒸し鶏のラー油ソース」で取り除
いたものでOK）は、さっとゆで、細切りにする。

2 1とキュウリ、ショウガを合わせ、酢、しょうゆ
を加えて混ぜ、最後にラー油を加えて混ぜ合
わせる。

「きれいやせ」のために知りたい
オイルのこと

ダイエット中、高カロリーなオイルは避けるべきだと考える人も多いのでは？ しかし、オイルは細胞膜や体内のホルモン育成などにかかわる栄養素で、美容と健康を維持するためには不可欠です。過剰なオイルカットダイエットは体調を崩す原因にもなります。

そのため「食べやせ」ルールでは油を適度に摂取することをすすめています。中でも、抗酸化物質を含むゴマ油やオリーブオイル、ココナッツオイルはアンチエイジングの観点からも注目されているので、積極的に摂りたいもの。上質なものを選んで食事に取り入れれば、お肌も髪も潤いを保ったまま「きれいやせ」が叶います！

積極的に摂りたいオイル

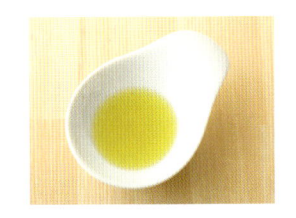 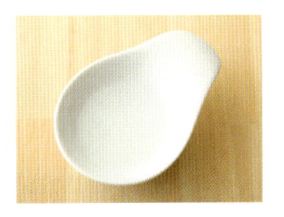 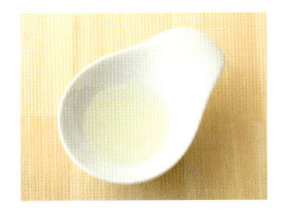

オリーブオイル

体が酸化するのを防止する抗酸化物質「オレイン酸」を豊富に含んでいます。オレイン酸は胃腸の働きを整えてお通じをスムーズにし、代謝アップを助ける作用もあるといわれています。炒め油やサラダのドレッシングなど日常の料理に幅広く活用を。

ココナッツオイル

美容食材として近年注目を集めるココナッツオイル。体内ですばやく分解されてエネルギーに変わるため脂肪として蓄積されにくく、ダイエット向きのオイルとされています。独特の甘い香りがありますが、意外とどんな料理とも好相性です。

太白ゴマ油

生のゴマをしぼり、ゴマ油特有の香りが少ないので、幅広い料理に使うことができます。ゴマ油に含まれる抗酸化物質「セサミン」には、疲労回復や肌の調子を整える効果があるといわれています。また、ビタミンやミネラルなど栄養も多く含みます。

野菜に合わせてすぐおいしい！
HOTな手作り調味料

かけたりあえたりするだけで、野菜をおかずに格上げしてくれる便利な手作り調味料。生野菜にも合うので「食べ順」コントロールの強い味方です。唐辛子に含まれるカプサイシンが代謝を促進してくれるうれしい効果も。

アンチョビがきいた
イタリアン風味のラー油

イタラー油

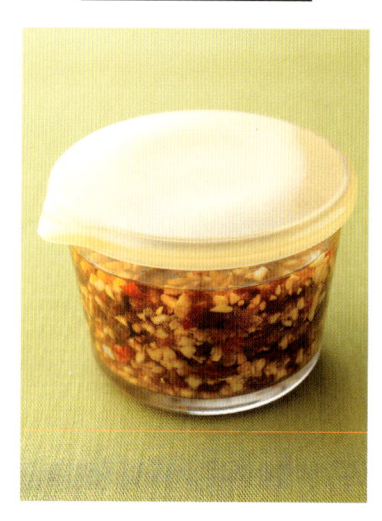

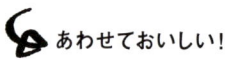 **あわせておいしい！**

- トマト
- ナス
- レタス
- ルッコラ　　　　など

材料

赤唐辛子……6、7本
ニンニク……4、5かけ
タマネギ……1/4個
ドライトマト……15g
アンチョビペースト
　……小さじ2

アーモンドダイス
　……大さじ3
塩……小さじ1/2
オリーブオイル
　……150ml

作り方

1 ドライトマトは1時間ほど水につけて塩気を抜き、水気を絞ってみじん切りにする。ニンニク、タマネギもみじん切りにする。赤唐辛子は種を取り除いて粗く刻む。

2 耐熱ボウルに赤唐辛子、ドライトマト、アンチョビペースト、アーモンドダイス、塩を入れて混ぜ合わせる。

3 小鍋にニンニク、タマネギ、オリーブオイルを入れて弱めの中火にかける。香りがたってきたら弱火にして、少し色づいてきたら火を止めて、網じゃくしですくって**2**に入れる。

4 残った油を火にかけ、煙が出始めたら火からおろし、少しずつ**3**に加えていく。油を全部入れて泡立ちがおさまったら全体を混ぜ、そのまま冷ます。

※ドライトマトはものによって塩分量が違います。少しかじってみて塩辛いと感じる場合は、塩抜きをする時間を長くしてください。

オリーブオイルベースの
オールラウンダー
オリラー油

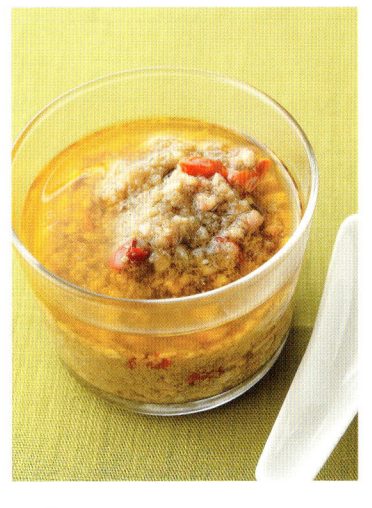

材料

赤唐辛子……4、5本
ニンニク……4、5かけ
タマネギ……1/4個
ベーコン……2枚
マッシュルーム……6個
塩……小さじ1
オリーブオイル……150ml

作り方

1 赤唐辛子は種を取り除いて手で細かくちぎる。ニンニク、タマネギ、ベーコン、マッシュルームはみじん切りにする。

2 オリーブオイルをフライパンに入れ、赤唐辛子を除いた**1**と塩を加えて中火にかける。煮立ってきたら弱火にし、ときどき混ぜながら7〜8分火を通し、赤唐辛子を加えて30秒ほど加熱して火を止める。

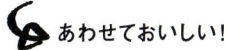 **あわせておいしい！**

- アスパラガス
- セロリ
- マッシュルーム
- エリンギ   など

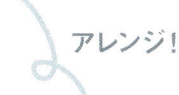 アレンジ！

材料

オリラー油……大さじ1
アボカド（つぶす）……1/2個
ツナ缶（ノンオイル）……小1缶（80g）
タマネギ（みじん切り）……大さじ1
塩……小さじ1/3
こしょう……少々

作り方

材料をすべて混ぜ合わせる。

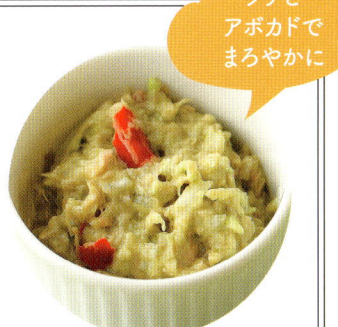

ツナとアボカドでまろやかに

ツナディップ

塩ベースの辛みが野菜に合う!

塩ラー油

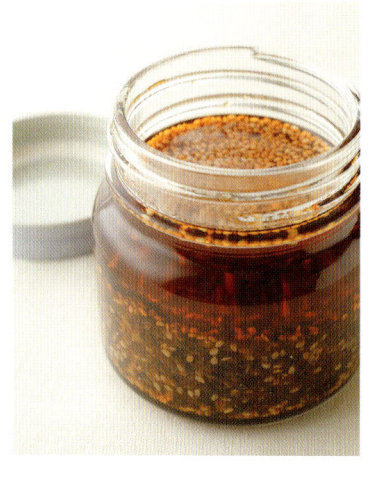

あわせておいしい!

- モヤシ
- ニラ
- カイワレ大根
- キュウリ　　　　など

材料

一味唐辛子……大さじ1	魚粉……大さじ1
ニンニク……4、5かけ	塩……小さじ1と1/3
万能ネギ……6本	酢……大さじ1/2
白いりゴマ……大さじ3	サラダ油……180ml
	ゴマ油……大さじ2

作り方

1 ニンニクと万能ネギはみじん切りにする。

2 耐熱ボウルに一味唐辛子、白いりゴマ、魚粉、塩、酢を入れて混ぜ合わせる。

3 小鍋にニンニクとサラダ油を入れて中火にかける。煮立ってきたら弱火にして少し色づいてきたら火を止めて、網じゃくしですくって**2**に入れる。

4 残った油に万能ネギを入れて中火にかけ、煮立ったら弱火にして2分ほど加熱する。火を止めて、網じゃくしですくって**2**に入れる。

5 残った油を火にかけ、煙が出始めたら火からおろし、少しずつ**4**に加えていく。油を全部入れて泡立ちがおさまったらゴマ油を加えて全体を混ぜ、そのまま冷ます。

アレンジ!

卵の
プリプリ食感が
アクセント

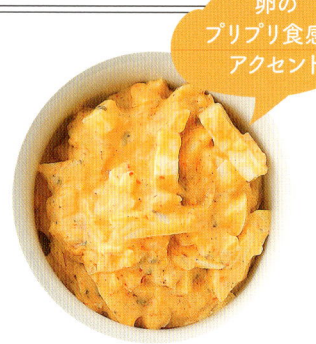

材料

塩ラー油……大さじ1
ゆで卵（粗みじん切り）……1個
タマネギ（みじん切り）……大さじ1
塩……少々

作り方

材料をすべて混ぜ合わせる。

マヨ卵ディップ

あえるだけで本格的なイタリアンの味に

イタリアン辛ソース

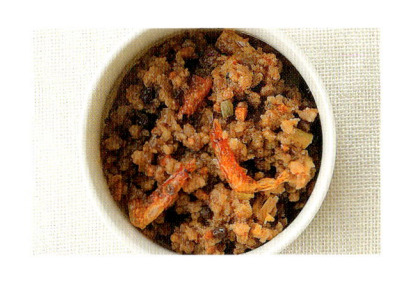

材料

ミニトマト……16〜20個
マッシュルーム……6個
スタッフドオリーブ……8個
ニンニク……3かけ
アンチョビ（フィレ）……3枚
赤唐辛子……4本
チリペッパー……小さじ1
オリーブオイル……大さじ2
塩……小さじ1/2
こしょう……少々

作り方

1 ミニトマトは縦半分に切る。スタッフドオリーブ、マッシュルームは粗みじん切り、ニンニクはみじん切りにする。赤唐辛子は種を取り除き、大きくちぎる。

2 フライパンにオリーブオイルとニンニク、アンチョビを入れて中火にかけ、ニンニクの香りがたったら残りの**1**をすべて入れてじっくり炒める。

3 塩、こしょうで味をととのえ、チリペッパーを加え混ぜる。

青唐辛子がきいたさっぱり和風ダレ

刻み辛ダレ

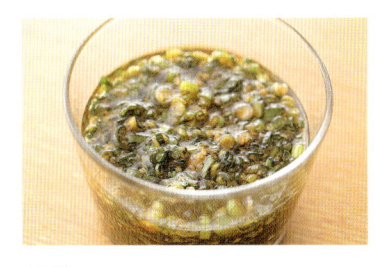

材料

赤唐辛子（小）……20〜25本
ナンプラー……大さじ4
酢……1カップ

作り方

材料をすべて混ぜ合わせる。3日後くらいから食べ頃に。

ナンプラーと酢でエスニック風味に

エスニック辛ダレ

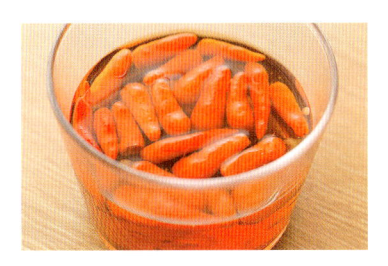

材料

青唐辛子……5本
万能ネギ……10本
ショウガ……4かけ
だししょうゆ
　　……大さじ4
酢……小さじ1
ゴマ油……大さじ4

作り方

1 青唐辛子、万能ネギは小口切りに、ショウガはみじん切りにする。

2 **1**にだししょうゆとゴマ油、酢を加えて混ぜ合わせる。

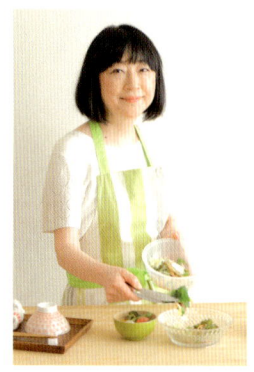

著者紹介

編集・ライターとして、料理関連の雑誌やムック、広告の制作に携わるとともに、レシピ開発や提供など、食全般に関わる。食を楽しみながらやせられる独自の食事法が話題に。手間をかけずにおいしくできる簡単レシピも好評。主な著書に『やせるおかず作りおき』シリーズ(小学館)、『冷凍できる! 日持ちする! やせる簡単マリネ』(扶桑社)、『辛い! おつまみ102』(小社刊) がある。

Staff

撮影　　　　矢野宗利
イラスト　　みやしたゆみ
デザイン　　GRiD
編集・構成　寺井麻衣(ケイ・ライターズクラブ)

簡単でおいしい、しかも結果が出る!

柳澤英子の やせる!ひとりごはん

2016年8月20日初版印刷
2016年8月30日初版発行

著　　者　　柳澤英子
発 行 者　　小野寺優
発 行 所　　株式会社河出書房新社
　　　　　　〒151-0051
　　　　　　東京都渋谷区千駄ヶ谷2-32-2
　　　　　　電話　03-3404-8611 (編集)
　　　　　　　　　03-3404-1201 (営業)
　　　　　　http://www.kawade.co.jp/

印刷・製本　図書印刷株式会社
Printed in Japan
ISBN978-4-309-28589-4

＊本書は小社より刊行されました柳澤英子著『手作りラー油&極うまレシピ』(2010年7月刊)、『野菜たっぷり丼』(2011年1月刊)、『ラクうま♪ ひとりごはん』(同年4月刊)、『辛い!おつまみ102』(同年7月刊) 掲載のレシピを一部改訂し再編集したものです。